外科医生的抉择

WAIKE YISHENG DE JUEZE

杨 玻 著

河南科学技术出版社

· 郑州 ·

内容提要

外科临床工作三件事：该不该做手术？该什么时候做手术？该怎么做手术？面对患者，医生的临床决策往往比技术环节更加重要。医生如何抉择？本书由一位有20多年工作经验的泌尿外科医生记录下他遇到的疑难病例和特殊诊疗经历，书中不仅有对这些病例的总结和分析，也包含着外科医生的心态、思想和理念。年轻医生的困惑将在这本书中得到解答，普通读者也能从中了解很多医疗知识，并对医生的心思和付出有所理解。

图书在版编目（CIP）数据

外科医生的抉择/杨玻著. —郑州：河南科学技术出版社，2019.1

ISBN 978-7-5349-9424-1

Ⅰ. ①外… Ⅱ. ①杨… Ⅲ. ①外科手术—基本知识 Ⅳ. ①R61

中国版本图书馆CIP数据核字（2018）第286020号

出版发行：河南科学技术出版社
北京名医世纪文化传媒有限公司
地址：北京市丰台区丰台北路18号院3号楼511室 邮编：100073
电话：010-53556511 010-53556508
策划编辑：欣 逸
文字编辑：欣 逸
责任审读：周晓洲
责任校对：龚利霞
封面设计：吴朝洪
版式设计：王新红
责任印制：陈震财
印 刷：河南文华印务有限公司
经 销：全国新华书店、医学书店、网店
开 本：850 mm×1168 mm 1/32 **印张**：5.25 **字数**：83千字
版 次：2019年1月第1版 2019年1月第1次印刷
定 价：28.00元

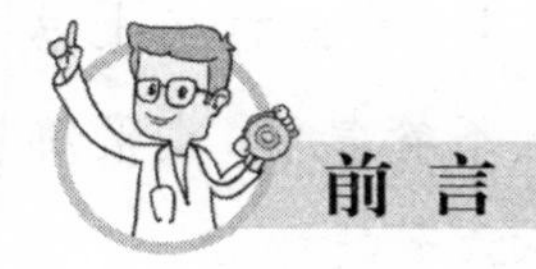

前言

我在大连医科大学附属医院(属三甲医院)做了20多年的临床医生,从住院医师到主治医师,再到主任医师,成长的过程很漫长,也经历了很多记忆深刻的病例和患者。虽然我不乏总结分析疑难病例的习惯,但还是在最近有了这样一个想法,把自己的一些很有特点或很有意义的临床诊疗经历,用不是病志的方式记录下来。我的一位前辈很早之前就跟我说过,我们外科医生,临床工作其实主要就三件事:该不该做手术、该什么时候做手术和该怎么做手术。仔细体会,前两者是关乎诊断、鉴别诊断和指征把握等临床决策,这远比后者的技术环节重要。我的这些故事,也是围绕着这几个要素,当然还包含着我的情感、我的心态、我的思想和我的理念,希望读者中的同行能从中得到警醒和提示,也希望非专业的读者能多了解一些医疗知识,并且体会医者的心思和付出。

病房里,医生和医疗团队每天都会面对形形色色的患者、各种各样的病情。发生在身边的故事有的简单,有的离奇，有的沉闷，有的欢快。作为医生，成长的路上总会有坎坷，成功的背后难免有心酸。但不管怎样，我们都会欣然接受，从容面对，凭着耐心和细心，奉献爱心。

杨　玻

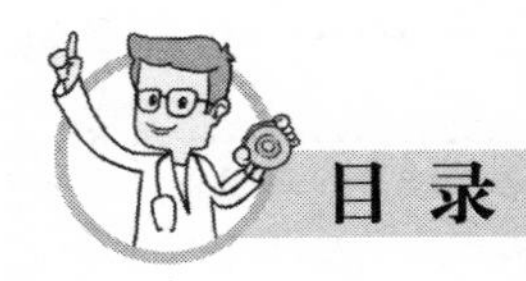

目录

一、蛋蛋的忧伤：睾丸扭转

周末早晨，我接到姜医生的电话，他告诉我昨晚病房收了一个急诊患者，40来岁，疑似睾丸扭转，建议手术探查，但是患者要求搞清楚诊断而拒绝手术，只好作罢。我心里很奇怪是什么样的患者会做出这样的决定，所以周一早查房时特意去看了看。

患者45岁，右侧阴囊肿痛伴发热10天。最初发病时，是早晨睡眠时痛醒，疼痛位于右侧阴囊和大腿根（腹股沟）区域，稍后缓解，呈坠胀不适。患者去了一家三甲医院，做了阴囊超声检查，提示右腹股沟区条带状异常回声。随后抗感染治疗，阴囊仍有肿胀疼痛，遂前来就诊。复查彩超，发现右睾丸回声增大不均，精索增粗回声不均，但血流丰富，阴囊壁水肿增厚，怀疑睾丸部分扭转后松解。

接诊的姜医生是一位高年资的副教授，他认真地分析了患者的病情，结合阴囊查体发现局部肿胀和波动感，考虑存在睾丸扭转及坏死的可能。睾丸（精索）扭转是泌尿男科比较常见的一种非创伤性急症，常见于青少年，多于夜间睡眠时发作，由于睾丸的血供主要走行于精索，睾丸扭转会导致睾丸供血被阻断，早期表现为疼痛而阴囊肿胀不明显，如果长时间血供不能恢复，会出现睾丸坏死。睾丸扭转作为一种危及功能并可能导致睾丸坏死的急症，需要抓紧时间手术探查睾丸复位。

姜医生第一时间做出了判断，给出了急诊手术的建议，因为即使是部分扭转和复位的睾丸也有再次扭转的可能，需要做睾丸固定防止复发，何况，这个患者的病史比较长，根据经验，阴囊的局部改变并不像睾丸已经复位。然而几经告知病情，患者坚持说自己有右侧腹股沟斜疝，这次的表现应该是睾丸炎症，要求保守治疗。患者的主张弄得接诊医生只能扼腕叹息了。

我查房的时候格外注意了一下体格检查，结果发现，患者右侧阴囊增大，睾丸、附睾增大，界限不清，质硬，阴囊皮肤水肿，表面有直径约 1 厘米的破溃。血常规显示白细胞（WBC）高达 2.3 万。汇总了病史资料，我估计患者为右侧睾丸扭转并且已经坏死了，建议手术探查，必要时切除睾丸。因为睾丸组织有一个特点，一侧睾丸病变坏死，可能因为自体免疫反应而使对侧睾丸遭受损伤甚至萎缩、功能受损。在反复讲解了病情和手术的必要性之后，患者仍没有消除顾虑，反而很认真地要求我们拿出有力的证据，给出一个明确诊断，是否是睾丸扭转，真的坏死了吗？

好吧，医生们被他打败了。做睾丸的磁共振和核素扫描进一步确诊，又要耽误一天，等着坏死加重吧。

联系好检查，患者和家属又变卦了，若干疑问接踵而来：检查费多少钱？检查结果一定能说明问题吗？睾丸能保住吗？如果已经坏死了，还有必要检查吗？凭你们的经验还有必要检查确诊吗？如果切除，可否同时安装假体？无语，无奈！患者入院的第一天我们就怀疑睾丸扭转坏死并建议手术，现在都让你们磨蹭过去3天了，还在纠结?！没坏死现在也坏死了呀！阴囊皮肤都坏死了，组织严重感染的话怎么可能同期安装假体。

患者终于同意做手术了。手术结果不出所料，整个右侧阴囊皮肤组织弥漫感染水肿改变，鞘膜内组织融合，睾丸结构紊乱伴脓肿形成。睾丸切除很顺利，阴囊皮肤切口能否顺利愈合就要看运气了。

通常，睾丸扭转是一个极易误诊的情况，挽救睾丸的黄金时间也就4～5小时，尤其是青少年延误诊治而错失保留睾丸的机会，会令家属和医生感到后悔和惋惜。以往面对类似的病情，我们都报以极大的同情。记得十几年前，一位少年发病2～3小时来诊，确诊睾丸扭转，我们建议手术，然而家长坚持要去省会医院。那时没有高铁，开车或坐辽东半岛火车从大连到沈阳最快也要4个半小时。即使不算市区交通和术前准备的时间，也超出了急诊手术的最佳时间。家属执意要走，我们又能说什么呢，明知道他们会后悔的，只能感到惋惜。眼前这个病例则不然，发病已经1周有余，尽管表现不太典型，一度有血供恢复的证据，但事实是症状和体征有增无减。入院时即刻手术也未必保留得住睾丸，何况又拖了3天。后来我和患者沟通，他说我们的接诊医生太年轻(副主任医师啊，至少15年的工作经验呀)，周一我去查房后，患者又找了我们科里比我年长的一位教授，估计是觉得我也不太老成。好像是我后来几次在一众医护人员簇拥下查房侃侃而谈，才令患者信服。我的决定改变不了他睾丸切除的结果，为此，我并不惋惜，只是对这种信任的缺失如鲠在喉。

二、选择说“不”：精索静脉曲张

门诊收上来一位精索静脉曲张的患者。住院医生初步问了一下，患者18岁，4个月以前因为阴囊区疼痛不适在我院就诊。患者疼痛因长时间站立和活动加重，平卧休息后可缓解。体格检查发现左侧阴囊内蚯蚓样团块，用力屏气增加腹压时团块明显（Valsalva试验阳性）。超声提示左侧精索静脉最宽约3.3毫米，右侧精索静脉最宽处约2.1毫米。诊断双侧精索静脉曲张并且具备手术指征，因左侧曲张较重，做了腹腔镜左侧精索内静脉高位结扎手术。

精索静脉曲张是指精索内静脉丛的异常伸长、扩张和纡曲，多见于青壮年，90%发生于左侧，与诸多解剖因素导致的左侧精索内静脉回流不畅或反流有关。因为精索静脉曲张可导致持续的阴囊坠痛及影响生育，对症状明显或精液质量异常者，主张手术治疗。

精索内静脉高位结扎手术简单易行，患者术后阴囊疼痛一度缓解。然而术后2个多月，也就是今天，患者再次来诊，自诉阴囊区仍有疼痛，县级医院的超声提示右侧精索静脉扩张约2.7毫米,左侧精索静脉最宽约2.1毫米,怀疑右侧精索静脉曲张所致,门诊医生建议入院手术治疗。

听了住院医生的汇报,我脑子里画了一个问号。4个月前阴囊疼痛,左侧精索静脉曲张手术,术后缓解2个月左右再次出现疼痛,外院超声提示右侧精索静脉扩张,似乎再也没有比右侧精索静脉曲张更合理的解释了,手术似乎是一个合理的选择。然而真的是这样吗?潜意识里,我总觉得哪里不对。再仔细问问病史吧。

我带着一干医生再次仔细询问患者疼痛的性质。患者说,手术以后两侧阴囊似乎都有疼痛,呈隐痛,位置和性质都不确切,没有什么规律,也没有明确诱发和缓解的因素。体格检查时,右侧阴囊并未触及明显的条索肿物,Valsalva试验也不明显。

几番求证后,我确认患者此次主诉的疼痛症状与精索静脉曲张所致的疼痛表现不符,决定否定门诊诊断,也意味着否定手术治疗。但之前好几位医生都诊断了双侧静脉曲张,还有超声诊断证据,我能轻易否定吗?

诚然,阴囊区的疼痛是精索静脉曲张的主要表现和手术指征,但那种疼痛几乎都发生在青春期性冲动活跃或长久站立活动之后。这个患者的疼痛性质模糊,更符合慢性睾丸痛（慢性骨盆疼痛综合征）的表现。事实上，很多年轻男性，会无诱因出现阴囊、睾丸或会阴部的疼痛不适，大多数情况下不需要探究原因，也不需要任何处理，可以自然缓解且不构成任何影响。然而很多人会因为种种原因，比如道听途说，上网求证，或主观臆测，而过分在意和夸大疼痛，准确地说是出于心理暗示的作用而放大了疼痛的程度，这种疼痛在患者转移注意力时感觉不到就是最好的证明。然而，当医生面对此类患者时，没有更客观的证据证明患者的疼痛病因，只能依据化验检查对号入座，做出精索静脉曲张或慢性前列腺炎等诊断。

另外，临床上有亚临床型精索静脉曲张一说，即血管扩张并不明显，但可能对生育功能造成影响，需要手术治疗。显然这个患者不属于此类。

所以，我决定劝患者出院，放弃手术。解释一番，患者将信将疑。此时才发现，所谓经验之谈比不过白纸黑字的检查报告。

好吧，再做一次彩超。结果显示右侧精索血管宽2.1毫米，与上一次手术前检查一样，而且没有反流。

还需要进一步的证据吗？好吧，做精索静脉造影，这可是评估精索内静脉结扎是否有意义的一项检查。是不是有点小题大做？为了确诊，还是医疗保护？算了，相信我的判断吧。患者似乎被我说服，出院了。但他会不会去别的地方求诊呢？我太操心了。

三、顽固的雄起：阴茎异常勃起

门诊收上来一位男患者，姓汪，60多岁，手抚外阴，一脸沮丧。门诊诊断：阴茎异常勃起。

5个月前，患者确诊直肠癌和乙状结肠癌，在我院做了根治性切除手术及升结肠造口，手术很顺利，术后辅助做了几次全身化疗，恢复比较满意。20多天前，老汪连续打了4～5天麻将后，发觉屁股底下阴囊后方（会阴部）不舒服，感觉轻微的胀痛，同时排尿不顺畅。以为打麻将坐得久了的原因，自己用热水敷一敷，尿得痛快了一些，也就没再深究。没想到之后的两周，老汪的阴茎越胀越大，伴随着胀痛和排尿困难，刚开始还可以忍受，到后来寝食难安。老汪不适之余，不免尴尬：没想到上了岁数，这方面还能“雄起”。他辗转了大连、沈阳两地的多家医院，向曾经给他做手术和化疗的医生询问原因，怀疑是不是之前的肿瘤和手术带来的不良反应，然而得到的答案均语焉不详，眼瞅着最近3～5天疼痛加重到了坐立不安的程度，才急诊入院。

接到这样的患者，做出诊断并不难。所谓阴茎异常勃起是指与性刺激无关的情况下，阴茎持续勃起时间超过4小时，不能转入疲软状态。临床上阴茎异常勃起分为非缺血性和缺血性两类，其中以后者比较多见，除了阴茎坚硬，还常常疼痛明显，原因是静脉回流减少和静脉血液滞留，引起勃起组织的低氧血症和酸中毒。阴茎异常勃起的病因多样，包括血液系统疾病、恶性肿瘤、神经性因素、外伤和药物因素等。由于阴茎异常勃起的体格检查非常明显，所以对此病的诊断总体上非常简单直接。直接穿刺抽吸阴茎海绵体内的血液做血气分析有助于判断阴茎异常勃起的类型，缺血性异常勃起者阴茎所抽吸的血因为缺氧而多呈黑色，氧分压小于30毫米汞柱，二氧化碳分压大于60毫米汞柱，pH小于7.25。

对于阴茎异常勃起的治疗，取决于诊断时的发现，其目的是及早解除症状、保留勃起功能和防止复发。治疗方案是阶梯性的，包括保守治疗（如温水坐浴、冷热套袋、灌肠、水蛭吸血和镇静药物）及手术治疗（如海绵体分流、远端动脉结扎、阴茎切除等）。

仔细算来，老汪从起病到加重已经超过3周，就诊之前尝试了包括冷敷、镇静等各种保守治疗方法。事实上，很多异常勃起的患者在发病后常常不明所以而无所适从，由于害羞或出于对自然缓解的期待而延迟就诊。像老汪发病这么久的患者，我是第一次遇到，体格检查时发现的阴茎颜色、硬度等似乎与之前的病例并无太多差别，然而治疗的过程却大相径庭。

按常规，我们首先做了阴茎海绵体血气分析，没想到针头扎进去，竟然抽不出血来，换了粗针头再抽，竟然抽出少许黏稠的巧克力汁样液体。更有甚者，拿这种液体去做血气分析，居然把血气分析仪的导管给堵了。什么情况?!

不管怎么说，先从简单的方法开始，急诊局麻下行阴茎海绵体穿刺抽吸冲洗和龟头阴茎海绵体分流术。这种操作还是蛮残酷的，4 支直径 2 毫米左右的注射器针头分别深深刺入龟头海绵体和两侧阴茎海绵体，想想就疼。4 支针头刺进去，连挤带捏，抽出可怜的一点黏稠得能拉出丝的陈旧血，一测 pH 达到 6.1！这是坏死的节奏啊。一番冲洗，肝素盐水注入海绵体又被引出，带出几十毫升黏液，患者的阴茎慢慢低下高傲的头。权且如此，观察再说。

抽吸冲洗后的老汪平静了不少，疼痛不那么严重了，终于能睡一宿好觉。然而，仅仅过了一夜，次日，老汪又陷入了会阴和腰骶部胀痛的坐立不安中。检查阴茎体虽然比入院时有所痿软，龟头的肿大减轻，但阴茎根部一直到阴囊后方都又粗又硬。又经历了1天的观察，症状有增无减，阴茎根内部可以触及颗粒样改变，老汪只能蜷缩在床上，痛不欲生。

阴茎异常勃起，有缺血、组织坏死、机化的表现，下一步该怎么办？缺血性异常勃起超过48～72小时，一般不可能用阴茎海绵体内治疗来解除，需尽快行外科分流术，而这种明显延迟就诊的，即使外科分流术恐怕也难以奏效。这一点，我们从之前的处置已经得到证实。遍寻文献，包括《坎贝尔泌尿外科学》和《泌尿外科手术学》在内的各种经典的泌尿外科专著中，对这种情况的处置方法和预后都没有细致的阐述。在穿刺分流无效的情况下，似乎该切开分流，难道真的需要做阴茎切除吗？对于这种病例，我们无疑是缺乏经验的，但原则告诉我们，不能再等了。此时此刻，老汪恨不得除之而后快，他毫不犹豫地接受了再手术探查切开分流手术。

我按照标准的阴茎尿道海绵体分流手术入路开始手术。当一侧阴茎海绵体白膜被切开后，一股黏稠的胶冻样的液体伴随着坏死的海绵体组织被引出。向海绵体内探查，发现整个两侧海绵体已经贯通，完全坏死，隐约还有点异味。此时，我们也豁然开朗，原来患者的阴茎海绵体早就坏死了，海绵体坏死原来是这个样子的呀。如果不是切开,单纯的抽吸冲洗是不可能彻底引流这些黏稠的坏死物的。经过彻底的清洗,患者的海绵体从头端到海绵体脚完全被掏空,彻底地软下来,直接的表现就是创面有新鲜血流出。海绵体内留置了引流管后,剩下的事就是等待炎症反应慢慢消散吸收。

忙碌之后,回顾这个病例,收获就是,经验来源于实践。

经过了手术清创,老汪的痛楚减轻了很多,精神状态有所改善,一直以来纠结在一起的五官,终于难得地舒展开来。一切似乎都在向平稳恢复的方向发展。

接下来,每天都要给创口局部换药,但老汪的阴茎仍然是处于膨大的半勃起状态,并且会阴部的疼痛大有去而复返的趋势。虽然,局部肿胀可以用感染和创伤来解释,但我潜意识里还是觉得哪里不对,而且我一直好奇,阴茎海绵体完全坏死后,解除了感染的阴茎最终会变成什么样子。就在我犹疑的时候,手术病理回报:大量坏死组织,发现肿瘤,结合既往病史,符合肠低分化癌转移。看到结果的一刹那,我豁然开朗,接诊以来一直困扰我的病因问题,终于有了答案。我赶紧复习病历和发病以后的盆腔CT,除了阴茎海绵体周围和阴囊根部类似炎症坏死的改变,影像学竟然没有提示肿瘤盆腔内复发转移的证据。

记得很早以前,有过类似的患者,那是一位前列腺癌晚期全身多发转移的老人,在就诊的后期,发现阴茎根部粗大变硬但是无痛,阴茎前段并无异常。当时触诊发现阴茎根部整体增粗质硬,一直向阴囊根部和后尿道延续。后来证实是前列腺癌转移侵犯阴茎体。

而眼前这位患者的病情,彻底颠覆了我头脑中盆底恶性肿瘤局部侵犯、复发转移的概念。与此同时,我不由得担心起他的预后转归。我向他的家属交代了病情和病理结果,对于目前的情况,放、化疗似乎都很难见效。疼痛的再次袭来和阴茎肿胀的久久不退,似乎让老汪预感到什么,他的意志也开始消沉,每天几乎都是蜷缩在床上,寝食难安。邻近春节,家属说想回家过个年,带着老汪出院了。年后再联系时,老汪走了。

这个病例让我对恶性肿瘤引起的阴茎异常勃起有了新的认识。在解除症状方面,我们已经尽力而为,然而对一个疾病的终末期的表现,我们显然所知有限,无能为力。

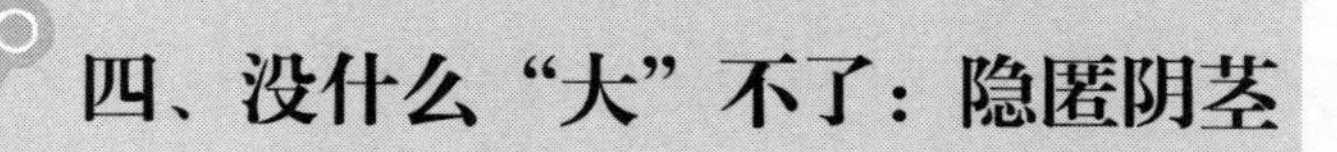

四、没什么“大”不了：隐匿阴茎

周一上午接到泌外二科李主任的电话，他出门诊时看了一位年轻患者，要求做阴茎延长手术。因为我们医院有亚专科的划分，泌外二科的专业方向是尿路结石，我们泌外三科的专业方向是下尿路、盆底和男科，男性外生殖器整复手术正好是我们的擅长，所以他把患者介绍给我。

说到阴茎延长手术，我第一反应是拒绝的。因为门诊经常会遇到一些年轻人，明明外生殖器的发育没有问题，却为了追求“性福”或者虚荣心作祟而要求阴茎延长。有的人甚至在一些所谓的“专科医院”就诊，花了冤枉钱，做了不该做的治疗，带来更严重的负面心理影响。

听电话那端的介绍，这个年轻人手术意愿强烈，恐怕“心病”很重，我决定还是先看看患者情况，再做思想工作。

没多久，患者来到我的办公室，这是一个高大壮硕的小伙子，在他父亲的陪伴下过来。两个人都是一脸期待。

小伙子 20 出头，现在在国外念书，因为经常游泳或健身，总要在公众浴池洗澡。虽然阴茎勃起时大小、硬度都没问题，但平时阴茎总是缩在阴囊里，只有头端一点点隐约露在外边。这让他备受外国同学耻笑，让他非常自卑。听了他的来意，打量着他肥肥大大的体型，感觉应该属于隐匿阴茎或埋藏阴茎的类型。

所谓隐匿阴茎，是指各种原因所致的阴茎藏匿于耻骨联合下的软组织中，外观可见阴茎短小，伴或不伴有包茎或包皮过长，但阴茎海绵体发育尚属正常，具体包括先天性隐匿阴茎、后天性隐匿阴茎（埋藏式阴茎、束缚阴茎）及蹼状阴茎。由于阴茎部肉膜发育异常，疏松富有弹性的肉膜变成没有弹性的、厚的纤维筋膜，有时还形成索条状物。这些发育异常的筋膜和索条，将阴茎拉向近侧，拘束或埋藏在耻骨联合的下方。隐匿的阴茎本身发育没有问题，但因为被牵拉回缩，使包皮相对过长，反而容易误诊。而这个小伙子恰恰在 3 年前做过包皮环切手术，不知道什么原因当时没有处理隐匿阴茎。

果然，体格检查证实了我的诊断。体型肥胖，阴阜区脂肪堆积，阴茎体未见明显异常，坐位和平卧位时缩于阴阜，几乎看不见；压迫阴阜脂肪，阴茎体可以外露。无疑，矫形手术指征明确。

谈及手术的方法和效果，我不由得慎重起来。从技术上讲，单纯手术松解阴茎体并固定难度不大，但患者之前做过包皮环切，再次松解阴茎体完全伸长固定之后，包皮有可能会相对过短，勉强缝合会有张力甚至缺血坏死，必要时要做转移皮瓣或植皮的准备。而且，患者求医心切，对手术治疗的预期非常高，这种情况下，稍有瑕疵，都可能影响患者的心态。

我把可行的方案和可能的后果详细地告诉了小伙子和他的家长，我的自信笃定加上小伙子的毅然坚定，最终达成共识：没什么“大”不了的。

手术比预想的顺利，环周切开包皮外板，将肉膜完全松解到阴茎根部耻骨上区，在没有固定的情况下，阴茎体就已经全部露出于体表，没有回缩的迹象。幸运的是皮肤的缝合也没有太大张力，手术结束时，小伙子的阴茎一改颓废，傲然挺立。

从麻醉中苏醒，小伙子很满意目前的外观，但仍惴惴不安，不断地追问手术的方法、是否会出现并发症，以及远期阴茎能否保持外露而不回缩。我笑着告诉他，尽管放心，一切尽在掌握之中。

在之后的查房中，我告诉住院医生，关于隐匿阴茎：首先，手术矫形不仅有助于改善生理状况，还有利于维护患者的自尊自信；第二，注意鉴别诊断，不能孤立地包皮环切，要注意保留每一寸皮肤，以减少皮肤缺损的可能；第三，这种病不致命，但会影响功能或心理健康，对医生的决策和技术更是挑战。难者不会，会者不难，有备而来，从细微之处入手，没什么大不了的。

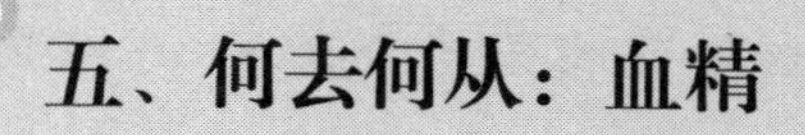

五、何去何从：血精

一位血精的患者已经住院快2周了，诊治的过程实在让我无法淡然。

这是一个60多岁的老年男性，白净略显孱弱，给人感觉谨小慎微的样子。他的女儿陪他一起来的门诊，说是连续几次精液带血，想深入检查。

血精或精液带血这种情况，在中老年人并不少见。最多见的原因是慢性精囊炎、后尿道炎和前列腺炎等，极少数是由精囊肿瘤引起。记忆中，接触过的血精患者还没有一例确诊为精囊肿瘤。至于以慢性炎症为病因的血精，则多属于推测，除了尿液、精液或前列腺液里有白细胞或红细胞，并没有太多的影像学检查支持。通常，此类患者在门诊如果超声检查前列腺和精囊没有特殊提示，我会嘱其随诊观察。

这个患者的求诊意愿非常强烈，我能推荐的检查包括精囊和前列腺超声及磁共振，血前列腺特异抗原(PSA)，精液和尿液常规，再就是尿道镜检和精囊镜检。考虑到不排除前列腺增生的可能，需要相关评估，于是我同意他住院详查。

还没等围绕血精的相关检查落实，患者的女儿找到住院医生，列出患者的一大堆躯体不适，要求完善检查。这些不适包括：最近头晕，要求头部磁共振检查；吃饭不好，想做胃镜检查；听力不佳，想专科会诊检查。

我晕！这是来全身体检的节奏啊！在我的印象里，医保患者应该是专病专治，作为手术科室，如果是围术期需要，即使有可能花费超标，我还是不吝惜完善检查的。然而，如果与主诉的疾病诊治无关，纯粹针对各种合并症的体检，我是不太情愿的。对此，我说不出具体的医保条令要求。我的观点：如果患者的内科合并症更突出，我宁可依据病情的轻重缓急让他先去相应的内科诊治。说白了，体检筛查不是我们外科医生该干的活。患者的这些状况恰恰是在向我求诊之前丝毫没有提及。他们可能没有意识到这一点，也可能真的不知道孰轻孰重，但给我的感觉似乎是被忽悠了。

我似乎没有理由拒绝患者的要求，毕竟患者有不适的表述，又有谁敢忽视患者的主诉呢？我决定按照流程请相关科室会诊，依据会诊意见决定检查和治疗方向。

针对血精，患者做了盆腔磁共振，结果提示前列腺左侧外周带 T_2 加权小范围(5 毫米)高信号改变，左侧精囊积血改变，建议必要时增强扫描；血PSA在正常范围内，尿道镜未见明确异常。依我的经验，磁共振增强扫描的意义不大，毕竟片子上看不到肿瘤，最主要的是，无论影像学检查意见如何，临床确诊方法是精囊和前列腺的穿刺活检。我给了患者两个选择：一个是随诊，定期复查超声或磁共振；另一个是穿刺活检明确诊断。同时，我做了解释说明：首先，目前无肿瘤表现，等待观察不会延误病情；第二，如果是慢性炎症，无需特殊用药；第三，影像学检查不能替代穿刺活检；第四，经直肠穿刺活检属于微创操作，风险很小，但有可能穿刺定位不准确、取材不满意，结果呈假阴性。后来据患者的女儿说，她当时被磁共振结果和穿刺的建议吓到了。总之，在我反复多次介绍病情和处置方法时，我感觉她一直是顾左右而言他。

她问："我父亲体质弱，可不可以不穿刺？"

我回答："可以不穿刺，炎症可能性大，门诊随诊即可。"

她又问："随诊的话不会延误诊治吗？"

我回答："目前没有肿瘤依据，如想明确，需要穿刺活检？"

她问："为什么会穿不到位？

我回答："穿刺活检是随机取材，好比奥运比赛选手也有脱靶的时候。”

她问:“这么多影像学检查看不出来吗?”

我回答:“再昂贵的检查也有局限性,病理诊断是金标准。”

她问:“如果没有意义,为什么影像科医生让做磁共振增强呢?”

我回答:“第一,影像医生可以建议,但要结合临床做诊断;第二,再先进的影像检查都是辅助检查,不能替代病理诊断。”

她问:“为什么不可以先吃点消炎药?”

我回答:“其一,病因不明;其二,慢性炎症用药效果不佳或可不用药。”

半个多小时的言语交流,就像数十回合的战场交锋,终于,我的语调和语气表现出明显的气恼和不耐烦,这让患者和他的家属诚惶诚恐,我也不得不极力克制,不让他们觉得我会厌烦或刁难他们。最终我放弃说服她,她拒绝穿刺,我也没有理由拒绝她做磁共振增强。

一波未平一波又起。经过内科会诊,针对头晕,需要患者做颅脑磁共振明确病因。磁共振诊断一侧颈内动脉闭塞,神经外科建议血管造影。听到这个消息,患者的女儿又“蒙”了,说接受不了这个结果,自己拿着片子另外找影像科专家会诊。那位影像科专家不负众望，修订了先前的颅脑磁共振诊断，说是颈内动脉闭塞依据不足，需要加做颈部血管磁共振。于是，患者的女儿像拿到了尚方宝剑，或者是捞到了救命稻草，再次无视了神经外科医生的建议。事后，我咨询了神经外科医生，对于磁共振所见的颈内动脉闭塞是比较明确的，想要知道病因，血管造影是首选。加做颈部血管磁共振虽有助于判断颅内血管以外的情况，但达不到血管造影的效果，某种角度只是影像专家完善检查的一相情愿，是一种重复检查，完全可以做血管造影一步到位。

说到这种医患之间的纠葛，由于信息的不对等，我无法苛责患者和家属。似乎作为服务行业，我们更应该耐心，动之以情晓之以理。但这种患者牵着医生鼻子走，何尝不人为地造成过度检查和过度医疗呢？

六、心病难医：慢性前列腺炎

历数人体几大“知名”腺体，泌尿男科的前列腺绝对可以名列前茅。尤其是慢性前列腺炎，各种媒介都有对它浓墨重彩的描述。门诊以慢性前列腺炎的症状或担心自己得了慢性前列腺炎而前来就诊者不在少数。

我在出门诊的时候恰恰最怕遇到的一类患者，就是那些进门就说“我有前列腺炎”，或者“我想检查前列腺，我怀疑我有前列腺炎”的年轻男子。之所以怕，是因为我怕我的说法或者诊断不能令其信服。

今天我就遇到这样一位患者。

邻近中午，诊室进来一位年轻人。我问他的症状，他说，自己的肚子以肚脐为中心不舒服很久了，总感觉有胀满不适从肚脐向上腹部发展，既不恶心呕吐，也无疼痛，就是感觉自己身体状态不好，没劲。问及排便情况，他说最近一段时间大便的便条明显变细，但是做了胃镜、肠镜都没发现问题。我觉得他的症状集中在胃肠道，尤其是大便性状改变，一定要警惕肠道肿瘤的可能。鉴于他反复强调在消化科看了很多次，确定没有找到毛病，我便不再深究，而是拓展自己问诊的方向。

我问他，为什么要来看泌尿外科。他说，他在网上检索，觉得他自己的症状可能是前列腺炎，所以前来求证。之前的问诊，他已经确认只有前述的消化道症状，尿路相关的表现丝毫没有。于是，我给出了结论。我告诉他："小伙子，你的前列腺没有问题，你没有前列腺炎。"听了我的回复，年轻人表露出我意料之中的明显的不相信。他一再强调，自己肚脐周围不舒服，已经看过消化科，没找到毛病，现在浑身不适，就是前列腺炎的原因，其重要的佐证就是：网上说的。他强烈要求我给他检查一下前列腺。

对待这样的要求，其实简单的处理办法就是顺水推舟，既然患者想做检查，那就做好啦。可是，我真的不想那么做。我告诉他："你不需要额外的检查，以我对你的问诊了解，我认为没有前列腺炎的可能。"

出了这么多年门诊，前列腺炎的患者看了很多。对于教科书或医学文献中对前列腺炎的描述，我也熟悉得不能再熟悉了。理论上，慢性前列腺炎发病率高，病因不确切，缺乏有效的治疗手段，这也正是广播、网络等很多媒体众说纷纭的原因。尤其是慢性前列腺炎的难治性和易复发性被"莆田系"医院片面夸大，过度检查和过度医疗给很多疑似患者或患者带来严重的思想压力和精神负担。

我不否认前列腺炎给患者身体带来的危害,但我更认为,它对心理和精神方面的影响远远超过生理损害。说得明确一点,绝大多数慢性前列腺炎患者或自认为得了慢性前列腺炎的人都存在精神和心理问题。所以,在对待慢性前列腺炎的治疗方面,我本着宁可信其无、不可信其有的心态。况且,我所见到慢性前列腺的危害远远没有文字记载的那么夸张。

我不想让眼前这位患者背上包袱,所以我想打消他的怀疑。眼前这位患者接受了我的好意,他认可我是一位不乱做检查的好医生,同时他也问我:“你不给我做检查,怎么能确定呢?”我顿时有些语塞,所有的焦点又回到了那个我司空见惯的问题:望闻问切不如设备机器。

我重申了我的诊断和依据,并信誓旦旦地告诉他不必担心前列腺的问题,应该继续关注有无肠道疾病,并且,检查没有发现肠道器质性问题不代表没有肠道功能性疾病。我告诉他,以我目前对超声检查的了解,像他这样 30 多岁的年轻人,前列腺超声检查绝大多数都会报告前列腺增大,伴或不伴钙化。这样的白纸黑字只能让他对前列腺炎的疑问转为坚信。

他坚持让我给他做个肛诊摸一下前列腺。尽管体格检查是疾病诊断过程的重要环节,但我真的觉得没有这个必要。前列腺炎岂是能摸得出来的,更何况他毫无相关症状。

无论我怎么解释,这个年轻人一定要我给他做检查,用他的话说,他想让医生给他做检查,然后告诉他没有问题,以此来打消他的顾虑。作为医生,为什么就不能理解理解他呢?

我哭笑不得,他挂了号来看病,我没有权力拒诊,我必须耐心解释,做个检查不费我什么事,还能增加收入,我何必浪费口舌?

最终,我屈服了。我为他做了肛诊。看着他膝胸卧位认真地接受检查,我不知道该同情还是赞赏他。在我拔出手指告诉他没事的时候,他甚至还惊讶于我怎么就这样“草草了事”。我已经懒得解释了,这样的病,不止是他一个人有这样的心态。不过我挺佩服自己,我还没有麻木,再遇到类似的患者,我还是乐于多说几句。

七、舍我其谁：阴囊脓肿

周末，刘教授打来电话，说有一个阴囊感染的患者可能需要从社区医院转诊过来，问我可不可以。作为一个年资比我高的医生，他收患者向我请示，一定是事出有因。果然，他告诉我，患者来自金州，40多岁，有糖尿病史，因肛周肿物在当地医院行“肛周脓肿切开术”，术后2天发现阴囊红肿伴破溃，虽然再次手术清创，反复换药处理，并不断调整使用包括四代头孢在内的多种抗菌药物联合治疗，阴囊破溃范围仍然越来越大。保守治疗十几天，肛周脓肿未见好转，阴囊皮肤破溃臭不可闻。当地医院无计可施，患者一家人辗转求诊，找到了刘教授。

患者的状态还不错，没有严重的全身炎症反应，只是外阴部感染一塌糊涂，每次排便或换药都如同上刑，令其苦不堪言。

面对如此复杂严重的外阴和肛周感染，我和刘教授一时都犹豫不决。首先，感染始于肛周脓肿，扩展到阴囊皮肤及其内容物，临床并不多见，处理比较棘手，可能需要长期换药、多次清创或手术植皮；其次，睾丸组织是否受累尚未可知，外科处理除了清创，还要注意睾丸功能、勃起功能和排便功能的保护，这些都不是单一专科力所能及的；再者，散发恶臭的严重感染不排除坏疽可能，如果是气性坏疽，其传染性强烈，一旦控制不力，不但影响患者预后，甚至可能造成交叉感染，波及病房医疗安全。因此，在没有明确感染性质之前，手术治疗要严格履行防护流程，除了专用的器材和特殊的消毒方式，手术也要在专用的房间，并实施封闭处理。

面对复杂的病情，以及患者痛苦的神情和无助的眼光，作为三级甲等医院，我们接诊处理是责无旁贷的。我与刘教授交换了意见，又请创面修复外科楚主任及肛肠外科汤教授一起紧急磋商，最终决定收到我们病房，这也算是给流离无助的患者及家属暂时吃了个定心丸。

通常，新收入一个患者时，早期的护理措施无非是更换被服、准备床位和入院宣教等，而这个患者却让我们如临大敌。考虑到特殊感染的可能，管床医生立即按照医院感染管理的报告制度上报医院感染科。护士长则带领护理团队立即积极行动起来，按照医院感染管理的相关要求，严格执行消毒隔离措施：患者单间隔离，垃圾分类处理，医护人员出入病房穿隔离衣、戴帽子手套、严格手消毒，做好职业卫生防护，同时加强卫生宣教。这中间还出了一个小插曲，患者隔壁房间的一位肾上腺肿瘤患者是一位五六十岁的老大姐，见我们忙忙活活地做隔离，也紧紧张张地要求换房间，经过劝导才作罢。这让我想起《卡桑德拉大桥》里，无辜的乘客看到全副武装身穿防化服的士兵时的忐忑眼光。

我们再次仔细询问患者病史并查体，发现患者外阴肿胀明显，左侧阴囊皮肤圆形溃烂缺损，范围约5厘米×5厘米，左侧睾丸鞘膜部分外露，表面附着脓苔。会阴部多处引流切口脓液外溢；肛门11点钟至1点钟位置皮肤呈扇形缺损约3厘米×3厘米，肛周不规则脓腔深达6～7厘米，伴大量脓血性分泌物及恶臭。肛周脓肿引流不畅，单纯药物抗感染作用微乎其微，同时，阴囊坏疽是一种可危及生命的快速进展的坏死性筋膜炎，清除坏死病灶、彻底引流势在必行，手术时机稍纵即逝。经过紧急磋商和严格准备，患者在入院第二天被推进了手术室。

面对污秽不堪的创面，忍受着令人作呕的气味，手术悄然进行。随着阴囊皮肤破溃处边缘组织被切开，脓肿及坏死皮肤一并被切除，结合术前的细菌涂片和术中所见，基本排除了气性坏疽，手术室气氛逐渐放松下来。彻底清创、反复冲洗创面后，患者左侧睾丸得以保留，阴囊重建后留置多个引流。手术成功，家属长舒一口气。术后经过细心的换药理疗等，眼见着切口愈合良好，脓肿消退，创面收敛，激动的泪水和满意的笑容再次出现在这位壮汉一度愁云满布的脸上。

其实这只是日常工作的一个缩影，团队的协作力量在遇到突发及特殊情况时体现得淋漓尽致。“遵循原则，规范操作，不畏疑难，勇于担当”这句话用在这个团队再恰当不过。

八、傲慢与偏见：坐姿引发的故事

端坐了一上午，连续看完了三十几个门诊患者，我口干舌燥，时间到了 11 点多，陆续地还有几个患者复诊。趁没有患者进来的间歇，我舒展了一下身体，跷起二郎腿，让自己舒服地靠在椅子上，端起保温杯，准备喝点水，稍事休息。

刚换了坐姿，一对中年夫妇进来，看他们衣着得体、表情平静。我扫视着电脑排序显示的患者名字，然后请男士坐下。我简单地询问："你怎么了？"他回答我："阳痿，感觉硬度不佳，也不持久。"看到电脑显示的候诊患者没有再排队等待的，我感觉可以和他慢慢聊聊，索性没有改变姿势，继续捧着水杯，和他攀谈起来。

阳痿也称勃起功能障碍，分为器质性和功能性。前者往往以心脑血管疾病、糖尿病、免疫性疾病和外伤手术为诱因；后者多受情绪、环境和心理因素等影响。这个 40 多岁的男士，看起来身体健康，果然，他没有任何一项我提到的器质性疾病，我判断他是功能性勃起障碍可能性大。平日里总会有类似的患者就诊咨询，而且多数会有反复的就诊经历和焦虑低迷的情绪反应。我想这个患者应该也是这样,反正有时间,也需要时间细说,所以就保持着自己舒适的姿势继续和他交谈,希望能让他也放松下来。

我用汽车打比方,告诉他性功能与汽车有相似之处。随着时间或年龄增长,性功能会逐渐减退,药物治疗就像保养车辆,可以使功能保持良好,但也只是推迟衰退。一个人性功能的好坏主因在于遗传。说到这里,我的话显然让他失望了。他问我,那就是没得治了呗。我说,那也不尽然,还是有药物的,但不能期望吃几片药就药到病除、永葆青春,还是要注重行为治疗和心理调整。当我说到可以吃万艾可(俗称伟哥,一种常见的治疗勃起功能障碍的药物)时,男士表现出强烈的抵触:"吃伟哥不是会依赖成瘾吗?"

这种想法代表了绝大多数功能性阳痿患者对待万艾可的态度。我反问他,谁说的?他说,广告呀!我再反问,广告有这么说吗?广告可信吗?在我连续的几个否定回答后,他突然间拍案而起。他质问我的态度,指责我高高在上、漫不经心地对待他的痛苦,质问我不好好给他解答病情反而讲汽车,进而质问我的坐姿和手捧着茶杯。

确实,在与他交谈的五六分钟期间,我一直是跷着腿靠在椅子上并且捧着水杯。我意识到，我的某句话（关于广告的）可能刺激到了他，或者一开始他就不满意我这种看似傲慢的姿势，只不过蓄积着到最后一刻爆发。说实话，我确实是累了，想放松地坐一会儿，同时，我也想趁患者不多的时候放松地和他慢慢聊聊。要知道，很多心因性勃起功能障碍患者并不能简单地开两片药了事，而是需要让他们了解病因并重拾信心。

面对患者的怒不可遏，我的解释也是徒劳，索性看着他的震怒达到高峰，直至被同来的女士劝走。

事后，当同事贬斥患者的无理时，我真是很自责。那位患者的恼怒无可厚非。我们不能总是用自以为正确的方式接待患者，更多的应该是换位思考，并且针对不同的个体，采取恰当的交流方式。这也许就是交流的艺术吧。

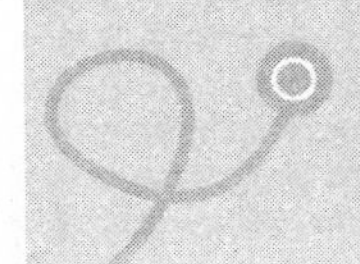

九、知难而进：尿道会师

中午接到医务部的通知，要做好准备，一个骨盆骨折尿道损伤的患者马上从联盟医院转过来。

电话转述的病情不甚详细，只知道是外伤，不知道有无合并损伤，所以我建议先带齐诊疗资料到急诊室，我们则做好随时会诊处置的准备。

下午4时多，患者被转运到急诊室。对于外伤患者，病史的采集非常重要，要掌握受伤过程的所有细节，以明确受伤机制和损伤程度，避免遗漏复合伤。所以我和住院医生仔仔细细地询问了受伤和处置的经过。

这是一个不到40岁的男性，上午在单位一个大型铸件旁工作，1000多斤、半米多高的铸件歪倒，压住了他的左脚脚趾，他顺势被带倒摔坐在地上，铸件顺着腿滚到髋部，好在铸件下方有东西垫着，否则全部重量挤压在他身上的话，恐怕会有性命之虞。饶是如此，被解救出来之后，患者觉得骨盆区疼痛，尿道流血，不能排尿。送到联盟医院后，一度出现血压下降，收缩压最低时只有70毫米汞柱，立即给予抗休克治疗，输血4个单位，生命体征才恢复平稳。伤后即刻CT显示:双侧耻骨支骨折,盆腔内血肿,膀胱不充盈。患者精神不振,四肢没有骨折,腹部没有包块和压痛,没有腹腔内脏器损伤的表现。患者阴囊和会阴部淤血肿胀,初诊时,医生尝试了留置导尿,但导尿管插不进去,诊断尿道断裂没有异议。要知道,骨盆骨折时,尿道外括约肌周围坚韧的盆底筋膜在挤压力的作用下,会产生瞬间横向移位并立即复位,于是产生剪切力,将短而薄弱并相对固定的尿道膜部切断。尿道断裂后,近端的尿道前列腺部因为盆内血肿的推挤而向上移位,远离尿道膜部断端,此时导尿管只会进入血肿腔,而不能进入膀胱,导尿注定失败。

外伤导致的后尿道损伤常合并骨盆骨折和其他腹腔脏器损伤,注意患者的生命体征、防治休克至关重要。这方面在患者转来后,经过密切观察,已经排除或解决。后尿道损伤后渗出的血液或尿液可产生炎症反应,易感染。渗出液可沿着筋膜扩散,如不积极治疗则可发展成脓肿。因此要尽早诊断,引流尿液,预防感染,争取早期恢复尿道连续性。

对于这个患者下一步的诊治,尤其是引流尿液的方式,我一度有些犹豫。理论上讲,患者刚刚经历休克,盆内血肿可能不太稳定,有再出血的可能,此时耻骨上膀胱造瘘会是一个安全的选择。然而，等血肿和骨折稳定后二期（3～6个月后）处理尿道，因为血尿外渗、感染、血肿机化等，尿道两个断端会距离很远并且充满瘢痕，那时重建尿道将非常困难。而如果能在第一时间做尿道会师手术，则有希望早期恢复尿道连续性，并缩短损伤尿道分离的长度，有利于减少后期尿道狭窄处理的难度。还有一点，这个患者很年轻，早期恢复尿道连续性，还关乎"性福"，有利于恢复性生活和性功能。当然，早期手术的前提，是患者全身情况平稳。

因为事发突然，家属显得手足无措，尤其是经历了之前的抢救，关于后续的治疗方案，对医生更是唯命是从。于是我们的倾向直接影响患者家属的决定，这也让我不由得不慎重起来。说实话，对于骨盆骨折合并尿道断裂一期尿道会师手术，以及盆腔血肿是否能发展为不可控的出血并再发休克，我经验不多。我决定复查CT，结果显示，伤后六七个小时，盆腔血肿没有进展加重，膀胱充满尿液，与周边界限清晰。这给了我探查的信心。我又征求了开放手术经验丰富的刘教授的意见，他的想法与我不谋而合。我决定急诊手术探查，尿道会师。当然，开台前备了血，也预备了几套包括纱布填塞等处理难治性出血的方案。

探查的过程比较顺利，膀胱切开之前，耻骨后有些陈旧血溢出，好在并不凶猛。我一边填塞纱布适当压迫，一边嘱咐助手轻柔稳定地牵开膀胱壁，显露视野。从尿道内口和外口分别插入尿道探子，尽管可以感觉到探子尖端触碰时金属的质感，但由于血肿的原因，膀胱后壁和尿道断端附近空荡荡不能着力，最终在尿道内口处手指的引导下，从尿道外口置入的探子被如愿引入膀胱。其后的过程就简单了许多，引入三腔导尿管、膀胱造瘘管，妥善固定，逐层缝合。

对于这个病例，我满意于自己做出的判断和决策，当然我和年轻医生们都因此收获了更直观的经验。

十、谜案寻踪：膀胱自发破裂

刚到家，总住院医生打来电话，说是在急诊病房会诊，遇到了棘手的问题。

患者是一位79岁的女性，因为腹痛4天入院。2年前患者因膀胱肿瘤行膀胱部分切，术后一直规律膀胱灌注化疗，2个月前复查膀胱镜，膀胱黏膜光滑，未见肿瘤复发。急诊病房的病程记录里记载：患者无诱因突然出现腹痛，表现为胀痛，最初局限于下腹，逐渐蔓延至全腹，可以忍受。无发热，无咳喘，无腹泻，无水肿。入院前一天腹胀加重，出现恶心呕吐。外院CT发现腹腔内大量积液，膀胱壁不均匀增厚，无肾脏萎缩、肾积水改变。入院以后，完善各项检查，未发现心力衰竭和肝功能异常，但血肌酐水平逐渐升高，从入院初的420微摩/升上升至660微摩/升。因腹水原因不明，做了腹腔穿刺引流，每天间断排出淡黄色液体1000～1500毫升。

内科保守治疗了3天，患者的状况还算稳定，但不明原因的腹水和肾功能不全让主管医生一筹莫展，多方会诊，转而求助于泌尿外科。

之所以最后找到泌尿外科会诊，还是因为在排查病因准备做泌尿系超声时，向膀胱内注入500毫升生理盐水，结果发现膀胱并未充盈的缘故。专科医生听到这样的描述，马上怀疑可能是膀胱破了。

听了总住院医生的叙述，我也认定诊断为膀胱破裂，原本的腹水压根就是尿液，但从病情的发生发展看来，总是有蹊跷，有些不合常理的地方值得推敲。

患者有腹痛，但腹膜炎表现不明显；血白细胞略高，但没有发热、寒战等全身中毒症状。这可以用老年体弱的患者对炎症的反应能力不强来解释。腹水让医生很容易联想到既往的肿瘤病史而考虑到肿瘤的腹腔内转移，但腹腔穿刺液不是血性，也没有肿瘤细胞；至于肾功能不全、氮质血症，在没有尿路梗阻的证据情况下，是摄入不足的肾前性因素，还是高龄、体弱、感染及肿瘤引起的肾性损害呢？

一定是有什么线索被掩盖了，也一定是这些表象迷惑了医生的判断。

现在追溯，应该是对尿量的统计没有引起足够的关注！我回顾了入院以后的尿量记录，前36小时尿量约300毫升，而腹穿排液量为2500毫升；第三天尿量1080毫升，腹穿排液量1200毫升。我追问病史，在患者出现腹痛时，她的尿量就有减少。而尿量减少或排尿困难，以及血肌酐水平升高，都是腹膜内型膀胱破裂的重要特征和标志。而这种尿量减少和肾功能不全恰恰被首诊医生当作低血容量或重症感染的表现来对待了。毕竟，膀胱自发破裂临床罕见，若非对此有足够认知或警惕，很难在第一时间做出判断。

膀胱自发破裂是指膀胱在非外伤情况下的破裂，多见于病理性膀胱，如肿瘤、结核和接受放射治疗等，也见于醉酒或大量应用某些药物。通常，膀胱破裂位于膀胱的后壁和顶壁，所以尿液进入腹腔，会出现腹痛、排尿困难和腹壁肌紧张等腹膜炎表现。导尿测漏和膀胱镜检是主要和简单易行的诊断方法。之前医生准备为患者安排泌尿系彩超时，向膀胱内注水的过程，其实就是无意间地进行了导尿测漏试验。

剖析了患者的病因和病情，眼前的问题豁然开朗。总住院医生第一时间为患者完成了膀胱镜检。不出所料，膀胱底后壁有一个直径约 1.5 厘米的不规则裂口，直通腹腔。裂口周围膀胱黏膜多处肿胀充血，伴部分滤泡样改变，因为担心有肿瘤的可能，于是在局部多点取了活检。诊断明确，剩下的就是对因治疗。

碰到这样难得的病例，而且还有全身感染和腹膜炎征象，开刀探查膀胱修补似乎在所难免，年轻的总住院医生有些跃跃欲试，但被我及时叫停。

简单地说，作为外科医生，对于手术，应该考虑的问题有三个：该不该做，该什么时候做，以及该怎么做。

我把这三个问题抛给总住院医生，然后帮他做了分析。

首先，膀胱破裂的治疗包括保守治疗和手术治疗。前者用于裂口比较小、感染不严重者，一般小的穿孔经过留置导尿可以自愈；后者用于裂口大或有合并症需要一并处理者，可以开放手术或经腹腔镜修补，必要时处理膀胱的合并病变。这个患者裂口偏大，而且不排除肿瘤导致的膀胱破裂，所以保守治疗不太合适。

其次，手术分为急诊和择期。对于这个患者，经过导尿和腹腔穿刺，腹腔内积液基本引出，腹膜炎症状减轻，不急于探查。重要的是，患者肾功能不全，血肌酐水平很高，急诊手术耐受性势必很差，所以应该等到肾功能好转再做打算。

第三，涉及具体术式，因为患者的膀胱肿瘤病史以及CT和膀胱镜检的提示，要考虑到膀胱破损处及周围的可能的肿瘤病变，如此，手术就不是单纯的修补，很可能要同时膀胱部分切除或全切，这显然不适合在肾功能不全和急诊情况下操作。

我的几点论述有根有据，总住院医生不得不信服，之后的诊疗按我的预期进行。经过5天的保守观察，患者的肌酐水平恢复正常，全身情况稳定，病理活检回报未见肿瘤，于是行腹腔镜探查膀胱修补。离奇的自发破裂，最终通过微创的方式得以解决，患者术后恢复顺利，痊愈出院。

十一、无奈的太极：拒绝手术的良性前列腺增生

病房里住进一位老年男性患者，70岁左右，因为前列腺增生入院。看患者表情，一脸淡然近乎悠闲，他老伴则有些紧张，趁我查房间歇，一通“倾诉”。

患者的老伴告诉我，患者排尿不净好多年，一直没系统诊治，以前曾多方打听，久慕我的“大名”，为此1个月前专程在门诊找我看过病，确诊为前列腺增生并需要手术治疗。患者对手术向来心怀忌惮，几经动员，才勉强同意入院详查。

听了患者老伴的诉说，我脑海中隐约勾勒出患者就诊时的情况，尤其是她对我的“盛赞”，让我不由得不感怀她的信任，第一时间去探问病情。

然而，追问病史的时候，患者的表述绝非表现出的那么淡然，而是充满隐晦。他面带微笑，眼神游离，答非所问，语焉不详。我尽可能把所有医学名词和书面语言用大白话表达出来，希望能捕捉到前列腺增生主要症状——“排尿困难”的蛛丝马迹，然而患者言之凿凿，除了尿不尽感之外，既不憋尿，也不尿频尿急，排尿也不费力。

一言蔽之，“排尿良好，一切正常”。

随后，他把话语权交给了一脸无奈的老伴，看他的意思是，“你们爱咋办咋办吧”。从跟患者的交流中我发现，他属于典型的讳疾忌医。这一点从他老伴那儿也得到了证实：为了此次住院，老两口和他们的儿子着实纠结了很长时间。

我回顾了一下患者的检查资料，泌尿系超声提示残余尿300毫升，双肾轻度积水，双输尿管上段扩张，患者没有外伤史或合并症，尽管他所说的症状轻微，但按照经验，应该属于前列腺增生，慢性尿潴留合并上尿路积水，这种情况已经具备了明确的手术指征，通常以手术治疗效果为佳。

在没有系统评估和明确的结论之前，我对患者一番安慰，同时也渗透了可能的手术治疗计划。患者对此不置可否，家属也左右彷徨。

接下来是按部就班的检查。患者的身体状况不错，除了血肌酐达到180微摩/升（提示肾功能不全氮质血症期），其他各重要脏器的功能都蛮好。肾功能受损的原因首先考虑膀胱出口梗阻输尿管反流的肾后因素，这样的话，解除梗阻、去除病因无疑是最重要的。参考诊疗指南的要求，为了排除患者膀胱本身功能障碍导致的尿潴留，我们安排患者做尿动力学检查。然而，尿动力学检查因为后尿道狭窄插管遇到了阻力而没能完成，其后的尿道流血和尿路刺激征象让家属们不胜惶恐。

检查操作后，患者尿频、尿急、尿痛症状凸显。对此，他强忍不适，唉声叹气。他老伴则在紧张之余不住地后悔不迭，认为让患者做检查而遭了罪。在她眼中，尿道插管这种操作刺激引起的少量出血和不适，俨然成了灭顶之灾。我们的医护人员又是解释又是开导，也改变不了他俩的垂头丧气和自怨自艾。

眼看着患者尿路刺激症状明显，加之尿潴留合并肾功能不全，需要充分引流尿液，我决定给患者导尿。为了这个医嘱的执行，我足足花了 20 多分钟才说服两位老人。

后尿道的确狭窄，借助内芯的帮助才放置进去导尿管，随即，300～400 毫升尿液被引出。这足以证明下尿路梗阻的存在，以及其与残余尿增多、肾积水和肾功能不全的关系。

我向患者和家属说明了情况，解释了病因和手术的必要性。我告诉他们，对于这种身体状况良好的患者，长期留置导尿存在各种弊端，膀胱造瘘也不是首选的方案，会严重影响生活质量；至于药物治疗，可以尝试，但根据经验，疾病进展到目前阶段，药物治疗将收效甚微。我给出了治疗计划，建议等肾功能好转，择期行经尿道前列腺剜除手术以去除膀胱出口梗阻，也尽可能周详地告知了可能存在但预期并不会严重的手术风险。

我讲得头头是道、兴致昂扬，但患者和家属却无动于衷、避重就轻。他们一直围绕在“不手术行不行”“肾积水是怎么来的”“手术能好吗”“尿道插管后流血了会不会有危险”等我已经说得不能再清楚的问题。然后就是患者胆小和患者老伴脑神经不好、受不了刺激之类的说辞。我感觉就像遇到了太极高手，绵绵数语，把我的一招一式拆解得无影无踪。崩溃！

这是我第一次沟通与劝说的尝试，如果说患者接受了导尿算是成绩的话，以后的关于治疗方案的讲解和劝导，几乎都是完全失败。每次从病房出来，我都会气懑难遏，打算听之任之，随后又重新整理情绪，再度劝说。

导尿1周后，复查超声，肾积水明显减轻，血肌酐水平也回归正常。我拿着这两个利好消息和依据再次找到家属和患者，告知了引流的效果和手术的必要性。我的努力再一次石沉大海。得到的回复是：不手术，不造瘘，带着导尿管，再等等。

好吧，我同意。我实在不知道该怎样评价这老两口和他们的儿子，我也只有眼睁睁看着他们按自己的想法落实。我一度怀疑是不是我的讲解不够到位，是不是我的交流方式存在问题，是不是我们不足以让患者信赖。

有一点很明确，患者和家属承担不起手术的风险（尽管风险不大），但这样是耽误了患者还是保护了患者？我还要怎么做才好？

十二、非常规的努力：局麻经尿道膀胱肿瘤电切术

一位60岁的男性患者因为“间断无痛肉眼血尿4天”入院，余无特殊症状。患者有高血压病史7年，血压最高为195/110毫米汞柱，长期服用美托洛尔、坎地沙坦酯和地尔硫䓬。20天前因冠心病、不稳定心绞痛于外院行冠脉支架，术后规律服用阿司匹林和替格瑞洛抗血小板治疗。超声检查发现：膀胱右侧壁低回声约1.0厘米×0.8厘米。CT：膀胱右侧壁结节样增厚，最大约13毫米×26毫米。

根据患者的病史和影像学检查，不难做出膀胱肿瘤的初步诊断。膀胱肿瘤是中老年人比较常见的一种泌尿系肿瘤，并且绝大多数为恶性。膀胱镜检是最直接的确诊方法。通常，较小、局限和浅表的膀胱肿瘤可在膀胱镜检的同时行经尿道膀胱肿瘤电切治疗，即诊断性经尿道膀胱肿瘤电切术（TURBT）。这个患者的病变符合诊断性电切的指征。实施手术最大的障碍是患者的心功能耐受力、手术应激下突发心梗的危险性，以及抗凝状态下顽固出血的可能性。

在咨询了心内科医生和麻醉医生后，我们得知，患者刚刚经历了冠脉支架，在此时段全身麻醉和手术，无疑是对患者心功能的严峻考验，而术后出血倾向带来的继发出血则更具挑战性。患者刚刚做完冠脉支架，必须严格抗凝治疗3个月以上，再酌情停抗血小板药物，否则会出现支架内血栓，造成冠脉梗阻。在此之前，并没有好的替代方法。

那么手术到底做还是不做呢？不做的话，等待3个月，肿瘤进展风险和血尿症状持续，将如何面对？尽管影像学的表现提示肿瘤属于表浅的低度危险的肿瘤可能性大，但持续数月的“置之不理”或单纯的保守治疗，无论如何还是令患者和家属心神不安的。

说到手术，我们之前有尿道局部浸润麻醉下行经尿道浅表膀胱肿瘤电切或电灼手术成功的经验，麻醉的风险可以由此规避。考虑到肿瘤比较小而表浅，不需要做深部或广泛的切割，在用冷杯取得组织留做病理后仔细电灼止血，似乎是可行之举。因此，我们倾向于做手术，患者和家属完全明了可能的风险，同意做。

使用地卡因溶液做的尿道黏膜浸润麻醉效果很好，完全阻滞了电切镜对尿道刺激带来的疼痛。电切镜下见到肿瘤位于膀胱右侧壁，不大，但没有蒂，基底较宽，周边2～3厘米的范围黏膜比较粗糙。患者完全耐受器械对尿道的刺激和电刀激发产生的灼热。手术顺利进行，中心部位的肿瘤被切掉，周边的被电灼，检查没有活动出血后，手术结束。在回到病房的前2小时，留置导尿膀胱冲洗的颜色完全是清亮的，我们不禁庆幸冒险成功。然而之后，冲洗引出液就变得一阵阵的鲜红，考虑到有可能出现膀胱痉挛，给予解痉治疗及加快冲洗的速度，仍不见引出液的红色有所减淡。术后6小时，冲洗引流液还是鲜红的，虽然没有血块，并且生命体征还一直稳定，血色素只降了1.5克，但也足以让我不安。我是不愿意以加快冲洗速度掩盖潜在失血的。患者和家属也有点紧张，经过解痉镇静和止血药治疗后，我们寄希望于血管收缩自然止血。与内科医生探讨保守治疗止血方法，除了他们提供的若干抗凝状态下各种有创操作导致顽固出血的例子外，没有更好的内科手段和经验。于是我在忐忑中经历了漫长的一夜，第二天早晨7时再看患者，尽管生命体征仍然稳定，但冲洗液的红色还是没有变浅的迹象，反而有些小血块出来，复查血色素又降了1.5克。

我觉得不能再等下去了。创面有活动出血，最可靠的止血方法就是再次电凝止血。理论上，首次手术时的创面很小,再止血的困难不至于太大,但如果是广泛渗血呢?应用抗血小板药物后的出血情况真的就像内科医生说得那么凶险吗?我有些忐忑,却不得不强作镇定地向患者和家属说明了处置方案及安排再次镜检。其实,我相信这种出血应该是可控的,不至于致命,我的顾虑是,毕竟属于二次手术,患者的焦躁情绪和反复经尿道操作创伤,可能会限制局麻的效果,患者很可能因为膀胱痉挛而影响止血操作和效果。如果迫不得已采用全麻,又会面临新的风险。

还是局麻,患者很配合。置入电切镜,冲洗出膀胱内的血块,很容易找到手术创面,果然,在创缘的黏膜有一处活动性出血,虽然只有发丝般粗细,但看样子不电灼处理是不会自然收缩止血的。电切环很容易地压住出血点,轻踩激发踏板,血管被凝住。担心再出血,我又在创面反复地电灼了数次,一面关注患者的耐受情况,患者说只感到像肌内注射一样的痛感。手术在不期而至的膀胱痉挛来到之前顺利结束,冲洗引出液如灌入前清亮,我这才放心。二次止血后60多个小时,没有再出血的迹象。

回头看来,我最初的选择是可行的,阿司匹林的抗凝作用的确可怕,但对于小的创面,只要小血管的电凝可靠,早期手术不是不行。但对于广泛或需要切除至肌层的膀胱肿瘤,局麻的耐受很差,出血的机会也会显著增高,还是不要尝试为好。

十三、简单任务：金属双J管

病房新入了一位女患者，是来换双J管的。

双J管也称双猪尾管，英文名称为Double J Tube，多为PVC材料，因两端带钩或圈，像猪尾巴一样，故而得名。双J管一般是经尿道膀胱镜逆行留置或取出，在输尿管内，一端挂在肾盂内，一端勾在膀胱腔，起到解除输尿管梗阻、引流尿液的作用。

双J管的应用比较普遍，各种肾输尿管结石的切开手术、肾盂输尿管畸形矫形手术，以及经皮肾镜和输尿管镜及相关操作等，术后需常规留置双J管，以防狭窄。此外，盆腹腔肿瘤或其他病因压迫输尿管，病因难以去除时，留置双J管是一种引流尿液、保护肾功能的重要手段。

这个女患者只有38岁，但患宫颈癌却已经2年。因为肿瘤分期较晚，难以根治切除，做了放疗、化疗。随着病情的进展，双侧输尿管被肿瘤压迫，出现双肾积水、肾功能不全，3个月前在我们医院插了双J管，肾功能有所改善。因为目前常用的双J管在体内一般留置时间为

3～6个月，时间过久，容易出现管腔堵塞，继发感染，形成管壁结石、包垢，甚至管材变性断裂，所以需要及时更换。

患者之前的治疗是由别的医生负责的，因为属于晚期肿瘤的姑息对症治疗，而且治疗目的明确，一开始我并未关注面容憔悴、脸色萎黄的她。

听住院医生汇报病史，说她在怀孕时发现宫颈肿物，当时就确诊为恶性，她坚持分娩并母乳喂养了5个月，因此错过了手术时机，然后接受内科治疗至今。

听了汇报，我不无惋惜，新生命和自己的生命，哪个更重要？也许这就是母爱的力量吧！但眼前这个生命还是很年轻的，面对肿瘤，我们能做些什么？

我进一步了解了一下病情，患者经历了多次放疗，现在没有阴道出血，没有发热、疼痛，排便还通畅，输尿管内留置双J管后，尿量正常，但因为肿瘤侵犯膀胱，排尿困难，这几个月一直留置导尿。查体发现，下腹部耻骨上方大约一掌的范围内触到质硬固定包块，界限欠清。阴道指诊时，手指伸入一个指节即触到与阴道前壁融合的质硬包块，尿道明显又厚又硬。结合盆腔CT表现，很明显，宫颈肿瘤已经侵犯阴道、膀胱后壁和尿道，这足已解释排尿困难和肾积水的原因。

体检提示肿瘤累积整个外阴，这让我打消了根治手术（全盆腔脏器切除）的念头，纵然是生命可贵，但病魔无情，只能继续保守对症处理了。

先前留置的双J管的确改善了肾积水，但现在，患者的血肌酐水平又有所上升，导尿管里总有坏死样物引出，如果肿瘤继续进展，势必会把质地较软的支架管完全压扁，使肾积水复发加重。患者家属接受了先前医生的建议，想更换质地坚实的专门用于肿瘤患者防治输尿管外压狭窄的金属双J管，这也是再住院的目的。

了解了患者的想法后，这项看似简单的任务却令我犹豫起来。

金属双J管由内在的安全导丝及紧密缠绕其外的螺旋线圈组成，内有腔隙，外无侧孔，两端钝性，整体形状类似于传统猪尾巴管。其材料主要是MP35N合金，一种无磁性的镍-钴-铬-钼合成金属，具有极强的抗压、抗拉伸和抗腐蚀能力，引流特性良好，而且可以留置体内长达1年以上，避免了反复手术更换支架所带来的额外的住院花费和诊疗风险。金属双J管兼容磁共振与放疗，方便患者后续辅助治疗，提高了晚期肿瘤患者的生活质量，是应对质地坚硬的肿瘤外源性压迫所致的输尿管狭窄的良好选择。美中不足的是，金属双J管价格昂贵，1根的价格在2万人民币左右，患者的经济负担比较重。此外，因为金属双J管的引流方式是利用螺纹间隙而非传统导管的孔隙,所以,有时管周会被严重的感染坏死物贴附而导致引流不畅。

我的犹豫固然是来自于对金属管价格的担忧,但我更希望物超所值。就患者目前的情况,输尿管内支架管将尿液引流至膀胱,但患者膀胱和尿道已经被肿瘤侵犯,不能自主排尿,需要借助长期留置的导尿管。随着病情的发展,膀胱内肿瘤侵犯只能越来越重,少则数月,多则半年,很可能会出现顽固性膀胱出血、感染,甚至尿瘘,到那时候,膀胱内的尿液根本不能经尿道排出,只能选择尿流改道(输尿管皮肤造口或肾穿造瘘),如此,现在放置花费不菲的金属双J管就失去了意义。

我向患者和她的丈夫解释了我的顾虑和想法,夫妇俩商量之后,还是决定换金属管,毕竟,换管是微创操作,对患者的生活质量影响较小。钱嘛,在生命面前,已经不那么重要了。

不要以为换管是一个轻松的操作,事实上,我们是要完成不可能完成的任务。普通的膀胱镜逆行插管是经尿道置入膀胱镜,然后寻找到输尿管口,逆行插入导丝,然后引入双J管。多数情况下,膀胱黏膜光滑,镜下视野清晰,解剖标志明确,插管并不困难。然而对于肿瘤患者,由于直接侵犯或者放疗后的改变，膀胱内解剖结构常常改变，黏膜水肿坏死出血，不但视野模糊，而且肿瘤外压狭窄严重，即使足够润滑的导丝，有时也难以逾越穿过梗阻部位。这位患者的膀胱条件就非常糟糕，盆腔肿瘤将整个膀胱向上顶起。通常，截石位时，膀胱镜水平插入就可定位输尿管口，而对这位患者，膀胱镜插入尿道口后向上仰起约60°度才有机会进入膀胱。而且，膀胱内水肿坏死充血的黏膜组织遮挡着输尿管口，因为膀胱容量减小，不能满意地充盈，所以，寻找原来留置的双J管末端犹如雾里看花、大海捞针。借助C臂机（术中放射线定位装置）的帮助，结合对变化了的解剖结构的揣摩，我们总算找到了导管，并将导管尾端分别拉出尿道外口。根据经验，如果完全拔出原导管，就几乎没有机会再找到输尿管口，所以我们顺着原导管置入超滑导丝，再置入导管鞘，然后逆行置入金属双J管。整个过程历时2个多小时，我们包裹在铅衣、铅帽之下，反复激发C臂机X射线确定导管位置，术后已是汗流浃背。

手术结束，然而，留置导尿管里却没有尿液引出。成功的愉悦顿时被狐疑取代。患者没有憋尿感，导尿管没有堵塞，观察了几个小时，只有可怜的100多毫升尿引出，患者的血肌酐值升到了200微摩/升左右。我们开始坐不住了。难道是手术麻醉刺激导致肾性损害？那也不至于发生得这么急、这么快吧。难道是导管向上移位，缩进输尿管里了吗？术中镜下和X线明明见到导管尾端突出在膀胱腔的呀。如果是那样，以患者的情况是几乎不可能再经尿道膀胱镜拉出导管的。难道要做肾穿刺造瘘或者手术调整导管吗？那岂不是给患者增添了手术负担，而且微创调整难度难以预计，很可能难以奏效。我与其说不敢，不如说不愿相信这个原因，种种后果让我如芒在背，似乎难有万全之策。

熬过一夜，给以利尿和抗感染治疗后，患者的尿量没有改观，肾功能却有受损的表现。术后第一日早晨的腹部平片显示，两根支架管的尾端在膀胱区形成漂亮的弧线，否定了导管移位的可能。看来唯一合理的解释就是导管被坏死组织包裹，导管本身构成梗阻，导致尿液引流不畅。无论如何，不能再等了，要立即设法引流尿液，保护肾功能。我与治疗组的于医生不谋而合，作为医生，虽然我们希望把患者的损失（不管是身体上的，还是经济上的）降到最低，但金属管不得不弃之不用。最简便的方法是超声引导经皮肾穿造瘘，优点是微创操作，对患者损伤小，可以迅速解除梗阻，改善肾功能；缺点是导管易脱落不易护理，影响生活质量。当然，不排除日后膀胱内炎症坏死减轻，金属管恢复通畅而拔除肾造瘘管的可能。

于医生把病情和解决方案详细讲给患者和家属听，令人欣慰的是，患者和家属表现出高度的理解和配合，这也让我们减轻了不少心理负担。最重要的是，他们重新审视了膀胱内病变进展的可能，不但放弃了输尿管内支架，还主动选择输尿管皮肤造口这一比肾穿造瘘更便于护理的改道措施。虽然需要再做一次手术，但一劳永逸解决尿路梗阻的问题，不能不说是明智的选择。

输尿管皮肤造口手术顺利，术后，患者迅速进入多尿期，肾功能明显好转。手术中取出了金属双J管，导管的膀胱端果然粘满脓苔，印证了我们的术前判断。此时，金属管的供应商也给我们带来好消息，鉴于患者的情况，可以按退货处理，这样最大程度地减少了患者的经济损失。

所以说，圆满的结果，除了技术和决策，还来自于理解和互信。

十四、有心栽花：重复输尿管

周末出差，出门前总住院医生跟我说肿瘤科有个尿道癌患者，有尿瘘，想做尿流改道。我同意，既然有指征，那就转科过来吧。

周一出差回来，于医生告诉我，新转入的患者安排了今天手术，做双侧输尿管皮肤造口。这么快就安排手术？估计患者在肿瘤科住院期间已经完善了相关检查吧。我暗自想，但说不清为什么，还是隐隐有些担心。

患者转来前，总住院医生向我反映过病史：患者4个月前因为外阴白斑在外院做了尿道切除手术和膀胱造瘘，术后病理提示尿道鳞癌。术后不久，患者出现尿道创口溢液，诊断为尿瘘而做了尿瘘修补术，因效果不佳，之后又做了一次膀胱部分切除手术。几次手术术中具体情况语焉不详（家属描述和既往的病历记录均不细致）。再手术后，患者阴道溢液的情况仍没好转，每天有50～100毫升的混浊液体自阴道口流出，自己也说不清是血、尿还是其他分泌物，而且外阴疼痛明显。

对于这种近乎混乱的病情描述，我很不满意，也许这正是我犹疑的原因。尿道癌复发转移？为什么做了膀胱部分切？阴道溢液是肿瘤侵犯坏死还是尿瘘？单纯输尿管造瘘的意义有多大？

带着疑问，早查房时，我又一次仔细询问了病史，除了前述情况，没有更进一步的信息。外阴和阴道检查发现，患者的小阴唇呈糜烂改变，符合肿瘤侵犯表现，阴道前壁相当于尿道的长度呈条形溃疡改变，触痛明显，伴有脓血性分泌物，阴道侧壁和后壁光滑，未及肿物。盆腔 CT 提示，膀胱内占位病变，占据膀胱左侧壁，累及一半以上膀胱。尿道癌复发转移确定无疑。外阴的病变让患者苦不堪言，希望能通过手术减少溢液对外阴的刺激，从而缓解疼痛。考虑到溢液的量不多，性质不明，我想还是有必要验证一下是否存在尿瘘。因为单纯尿流改道只是姑息性的治疗方法，虽然能解决尿液外溢对皮肤的刺激，但不能阻止疾病的进展。如果目前的溢液是以肿瘤侵犯和坏死为主，即便手术解决了尿瘘，患者外阴疼痛的症状还可能持续存在，甚至得不到改善。我吩咐医生为患者做了美蓝试验，十几分钟后结果肯定，是膀胱阴道瘘。尿流改道指征明确。

我认为理想的治疗方案是做前盆腔脏器切除＋外阴病变切除及尿流改道，即切除子宫、阴道、膀胱和阴唇，重塑外阴，输尿管造口。这绝对是一个大手术。之所以会有这个大胆的设计是因为：首先，患者的病灶相对局限，尿道癌复发膀胱内侵犯，完全可以做补救性根治手术；第二，单纯尿流改道未必能解除患者症状；第三，患者目前全身其他脏器功能良好，手术耐受性良好；第四，也是最核心的一条，对于肿瘤晚期患者，在不能延长生存时间的情况下，应该尽可能地提高其生活质量。

我向患者家属陈述了我的想法。前几次手术令患者身心俱疲，持续的疼痛和溢液让患者辗转不安，对大手术的创伤和疗效，患者和家属顾虑重重。最终，家属的意见是：输尿管皮肤造口。我不无惋惜，因为这种患者可以把握的手术窗口期可能很有限，以后真的饱受折磨时，想要根治手术恐怕也没有意义和机会了。

输尿管皮肤造口的手术简单易行。开台前，我问了一下住院医生患者有没有肾积水。毕竟，膀胱内巨大肿块，很可能压迫输尿管口导致肾积水或肾功能不全，积水扩张的输尿管在术中比较容易识别和游离。住院医生告诉我，盆腔 CT 片提示左输尿管扩张，对侧未见明确积水。于是我没再细问。

手术采用下腹麦氏切口腹膜外入路。左侧的输尿管因为积水扩张比较明显，很容易确认，切开插管引出数十毫升尿液。在对侧对称的位置寻找右输尿管时，遇到些麻烦。小切口内，腹膜组织和腹膜后脂肪组织“此起彼伏”，但循着固有的解剖标志，还是不难定位。右输尿管没有扩张，谨慎起见，细针穿刺于条索样组织内抽出尿液，从而确认为输尿管。右输尿管比较细，勉强可以插入F8单J管（直径约2.5毫米），不过这种管径较细的输尿管也并不少见。手术结束时，右输尿管支架管远不如左侧，只引出了少许尿液。没有积水梗阻的右肾反倒不如有积水的左肾尿量多。尽管心中有些疑虑，但似乎还有合理的解释：患者术前禁食水，液体入量不足；左输尿管切开后引出的是积存的尿液；体位的原因以及导管可能贴附于肾盂输尿管内壁，引流不畅等。

术后第一天，左输尿管引流尿液约1200毫升，右肾尿量仅500～600毫升，第二天，左侧尿量1500毫升左右，右肾尿量600余毫升。两侧的尿量差距这么大，似乎可以用左肾梗阻解除进入多尿期来解释，但右肾既往没有明确病变，无论如何，每日单侧尿量只有五六百毫升，有点说不通。我们尚自狐疑，家属向我反映了一个情况，说是患者的阴道又有液体溢出，量虽然不大，但看着很像尿液。听了家属的陈述，我的第一反应是否定，怎么可能，两侧的输尿管明明已经引出体外，哪里来的尿液。一定是肿瘤表面的坏死液化和分泌。然而家属言之凿凿，请我务必弄清楚液体的来源，毕竟溢液对外阴的刺激是患者最难以承受的痛苦。之前，确实有很多肿瘤患者尿流改道、膀胱旷置后，膀胱内会有不同程度组织分泌液、肿瘤坏死液等存留的情况，随着时间的推移会逐渐减少。为了暂时缓解症状，我为患者重置了膀胱造瘘管，引出了大约200毫升混浊液体，之后连续数天，引出液逐渐变成黄色透明，每天大约200毫升左右，和右输尿管造口引出的尿液性状相似。

难不成真的是尿？心念及此，不由得又惊又怕。只有一种可能，还有一套肾输尿管将尿液排出至膀胱——重复肾或输尿管。真的会这么巧吗？如果是重复肾输尿管，无论如何，手术遗漏而没有达到完全尿流改道的目的，都是人为失误！

我不敢想下去，急忙翻看病历，外院的超声提示右侧泌尿系未见异常，偏偏盆腔增强CT没有排泄期的影像，单纯的肾脏平扫见右肾大小形态正常，未见肾盂积水扩张。术前的影像学检查要么来自外院，要么没有特异地针对重复肾输尿管。抱着一线希望，我决定让患者做一个尿路增强造影，造影才是最直接可靠的诊断方法，可以令真相大白。经历了忐忑不安的等待，尿路增强造影的结果出炉。在影像科医生也不留意的图像中，我仔细辨寻右肾集合系统和输尿管的走行，终于确定，真的就是重复输尿管。患者的右肾形态正常，没有明显增大的肾盂，上下两组肾盏分别汇聚到两条输尿管并列下行，下组肾盏连接的输尿管俨然潜伏在腹膜后通向膀胱。

真相大白，我的信誓旦旦彻底变成了大言不惭。我盘算如何向家属交代，也在盘算如何解决这个棘手的问题，是将错就错，文过饰非？还是开诚布公，据实相告？想象一下失误的后果和复杂的医疗环境，我不寒而栗，但我还是选择了后者。我重新捋顺思路，抛开责任的问题，就解除漏尿这个问题而言，患者生理上和心理上都很难再接受一次手术将这根遗漏的输尿管皮肤造口；况且，即使再手术将这根输尿管拉出腹壁，还需要在腹壁上再插一根管子。而事实上，膀胱造瘘管足以将所余不多的尿量完全引出。此外，按照病情发展推断，随着患者肿瘤膀胱内复发浸润，这只残留的输尿管开口也会被压迫，从而使流入膀胱的尿液越来越少。我将检查结果和我的想法如实地说给家属听，让我感激的是，家属充分理解了我的陈述并平静地接受了我维持现状的建议。毕竟，如果不能为现有的生活质量锦上添花，就没有必要再折腾了。

事后反思，遗漏输尿管绝对是失误，常规的检查根本不足以提前知晓重复输尿管，而为了杜绝这种极其偶然的现象，需要扩大检查内容吗？肯定不会。事实上，真正需要我们引以为戒的是，我们要遵守常规、遵守原则，完善术前的合理检查。

十五、无排尿毋宁死：妇科恶性肿瘤手术后排尿功能障碍

接到一个妇科的会诊邀请，指明要我去。之前总住院医生向我反映，这个病例已经反复会诊过多次，是一个棘手的病例。

问题似乎很简单，阴道癌根治术后，排尿困难，目前已经留置导尿，需要导尿多久？进一步该怎么解决？排尿困难何时能够改善？

好像不太好回答吧。让我们先了解一下妇科恶性肿瘤手术后排尿功能障碍。

所谓排尿功能障碍，通常包括膀胱排空障碍、排尿困难、尿频、尿急、夜尿、膀胱感觉丧失、腹压排尿、急迫性尿失禁和压力性尿失禁等。

广泛性子宫切除术及盆腔淋巴结切除术是宫颈癌和阴道癌的基本手术方式。术后常出现下尿道和(或)膀胱功能障碍、肛门和(或)直肠功能障碍、外阴和(或)阴道功能障碍等并发症。文献表明，广泛性子宫切除术后排尿功能障碍的发生率达70%～85%，包括感觉缺失、存贮和排尿异常以及尿失禁。主要原因是术中损伤了盆腔自主

神经，此外，还与术中对膀胱牵拉、术后膀胱及输尿管下段失去支撑等因素有关。盆腔自主神经包括上腹下神经丛、腹下神经、盆腔内脏神经及由二者组成的下腹下神经丛及其分支（膀胱分支、子宫支、直肠支、阴道支等）。广泛性子宫切除术时，多个操作步骤都可能发生盆腔自主神经的直接损伤和移位，例如：在解剖游离骶前和主动脉旁淋巴结时的上腹下丛，直肠子宫韧带切除时的腹下神经，子宫骶韧带和主韧带分离时的下腹下神经丛近端，以及膀胱宫颈韧带和宫旁组织分离时的下腹下神经丛远端。针对这种情况，可以结合盆底肌肉锻炼、膀胱功能训练、针灸理疗和药物等多种方式进行治疗。通常，术后膀胱护理正确，排尿功能多能在9～12个月内恢复，但长期排尿功能障碍的发生率仍在8%～80%。

这些现象看似普通，而事实上，不只是妇科肿瘤医生，即使是泌尿外科专业医生，对此也普遍涉猎不深，了解不多。因此，盆腔手术后排尿功能障碍常常被忽视而得不到规范系统的诊疗，患者的生活质量常常会受到很大影响。

明白了以上道理，问题应该不难解释，何以一再请会诊呢？在与妇科管床医生复习病史时，管床医生小心地提醒我，患者疑问重重，情绪很“不稳定”，我去之前，刚刚跟主治医生发生了言语冲突。

病房里，患者（一位40来岁身材瘦削的女士）坐在床头，正盯着身上的尿管若有所思。我推门进去，自我介绍，然后坦然地拉过一张凳子坐下。通常，医院里有一个不成文的规矩，医护人员进病房是不会坐患者的床或凳子的。我之所以选择坐下来，一是宣示一种坦诚平等，二是内心里隐隐觉得需要花一些功夫深入了解病情并且做通她的思想工作。

患者8个月前因为阴道癌做了广泛子宫切除和盆腔淋巴结清扫，术后2周出现膀胱阴道瘘，遂长期留置导尿。术后1个月，患者做了盆腔病灶调强放疗。幸运的是，半年后膀胱阴道瘘自愈。但新的烦恼袭来，拔除导尿管后，她出现了排尿困难、尿潴留，反复数次导尿，仍不能自主排尿。眼看着不能摆脱导尿管，起居、工作甚是不便，随着时间的推移，患者的情绪也变得越来越焦躁。

我从她第一次手术之前，到最后一次拔管之后，把排尿有关的状况从头至尾了解了一遍。她的排尿困难症状出现在根治手术之后，同时伴随排便费力，这说明手术创伤很可能是导致盆腔自主神经损伤的症结所在，而术后同时出现的二便障碍恰恰被当成了导尿后膀胱肌肉收缩无力和便秘来对待。从患者的角度，排便费力尚可接受，但年纪轻轻一直带着导尿管，实在影响生活。她也因此把一肚子怨气撒在妇科医生身上，认为是手术失误的结果。

我向她陈述了病因、处理方法和预后，既无偏袒之心，也无推卸之意。我告诉她目前发生的一切都可以归结为手术并发症。同时，与患者的交流越多，越发现她的嗔怨并非师出无名。手术前，主管医生围绕术中意外损伤、大出血、肿瘤转移扩散等危及生命的并发症做了重点阐述，但对于盆腔手术后盆底功能障碍这一常见并发症，在术前竟然只是被轻描淡写地一带而过，而且，术后的开解宣教也蜻蜓点水般浮于表面，远远没有达到她的心理预期。用患者的话说，如果知道手术后不能正常排尿，她宁可选择死也不做手术。我跟患者聊了半个多小时，离开时，主管医生甚至纳闷刚才还发飙的患者怎么会老老实实地与我坐谈。我没有完全消解她偏执的抱怨，但也深深感慨：亡羊补牢，谈何容易。

稍后的尿动力学检查提示，患者最大尿流率为 0.2 毫升/秒，最大尿流率时逼尿肌压力为 88.9 厘米水柱（正常人排尿最大尿流率在 15 毫升/秒以上，年轻女性甚至可以达到 25 毫升/秒，由此可见患者排尿困难的程度）。尽管有膀胱出口梗阻的表现，但我坚信，术前毫无排尿困难，术后半年不可能出现器质性梗阻，所以给出神经源性膀胱功能障碍、逼尿肌括约肌失协调的诊断。

患者一直希望有一个一劳永逸的办法让她摆脱尿管，而我只能据实而言，劝她间歇清洁自家导尿，即患者本人或看护人帮助患者，每天在保持清洁卫生的条件下，间歇性地从患者尿道插入导尿管，排放出尿液后，再拔掉导尿管。间歇清洁自家导尿是神经源性膀胱功能障碍患者解除尿潴留最适宜的选择，优点是模仿正常的膀胱功能，允许膀胱周期性地充盈和完全排空，从而降低感染风险，且适当练习容易掌握。根据残余尿量情况，自家导尿每天需重复6～7次，研究表明重复使用不增加感染机会。用这种方法排尿，既可以排空膀胱，又可以免除留置尿管，是她这样的年轻、能够自理、有一定社会活动需求的患者最理想的选择。

最终她接受了我的建议。这件事告诉我，良好的医患关系是建立在平等互信和深入坦诚的交流基础上的。我们的临床工作总有某些方面不是自己的专业与擅长，但作为医生应该注重边缘与交叉学科的知识和信息，尤其是在实施有创操作或手术前，只有自己做到知己知彼，才能让患者全面了解和承担治疗的风险与副作用。

十六、苦难的历程：膀胱阴道瘘

60多岁的患者郭大妈有糖尿病病史，因宫颈癌做了腹腔镜下广泛性子宫切除术、盆腔淋巴结清扫术和双侧附件切除术。术后10天，郭大妈出现阴道溢液，经美蓝试验（用稀释美蓝溶液由导尿管注入膀胱使其充盈，以观察尿液漏出的部位，目的在于检查肉眼难以辨认的膀胱阴道小瘘孔、多发性小瘘孔，或瘢痕中瘘孔等，或鉴别膀胱阴道瘘与输尿管阴道瘘）证实为膀胱阴道瘘，从此开启了漫长的尿瘘修复历程。

膀胱阴道瘘是指膀胱与阴道间有瘘管相通，为最常见的女性泌尿生殖瘘，其病因主要为自然分娩时滞产或产伤，妇科或外科手术中意外损伤，还包括外伤、盆腔恶性肿瘤侵袭、放疗后、膀胱结核、膀胱结石和药物腐蚀等。出现尿瘘时，尿液会经瘘口和阴道不可控地流出，导致尿路感染和皮肤湿疹等，严重影响患者的生活质量。

郭大妈的膀胱阴道瘘是在手术后10天左右出现的，应该与术区组织水肿、缺血、坏死和破溃有关。最初的妇科检查发现近阴道断端愈合欠佳，表面有脓苔，因为局部条件不佳，不适合立即手术瘘修补，于是采取了留置导尿、消毒换药和理疗的保守治疗方式。

通常，膀胱阴道瘘确诊后均常规留置导尿，因为持续导尿不仅可以提高生活质量，为下一步手术创造良好的条件，而且直径≤5毫米的单纯瘘经过3～4周留置导尿结合应用抗生素预防感染有自愈的可能。然而留置导尿后，郭大妈的状况并没有太大改善，经阴道漏出的尿液远比经导尿管引出的多。我思忖和调整再三，唯一合理的解释就是膀胱瘘口较大或者位置偏低，尿液不能按预期经导尿管引出。随后的膀胱镜检证实在膀胱三角区（两个输尿管开口与尿道内口之间的区域）有一个直径约1.5厘米的瘘口。因为瘘口不仅大，而且距离尿道内口非常近，插在膀胱内的双腔导尿管的头端被充满水的球囊顶起来，尿液在膀胱内根本没有机会积蓄达到导尿管开口的水平，就已经顺着瘘口流出去了。

毋庸置疑，尿液通畅彻底的引流是膀胱瘘口闭合的前提，于是怎么能将尿液从导管中引出去成了纠结医患双方共同的问题。我建议尝试双侧输尿管内置入单J管，将尿液直接从输尿管引出体外，但因膀胱内黏膜充血水肿，炎症明显，膀胱镜下无法辨识输尿管口而放弃。然后，我只能在导尿管上做文章。我将导尿管球囊只充满至5毫升，以保持不脱落为准，然而即使如此，导尿管的引流口仍远远高出瘘口。我改用普通导尿管，用传统的蝶形胶布固定方法，然而很快又因为固定不可靠而放弃。看着患者每天泡在“尿泊”里苦不堪言，我也一筹莫展。天无绝人之路，我想到了蕈状管，一种头端膨大像蘑菇的软管，不仅管径足够粗，而且蘑菇头直接对应着引流口，可以被拉伸塞进尿道，如此既可以实现尿道内口最低位的引流，又无脱落之虞。一试之下，效果立显，患者终于能干爽一阵了。

其实，在此期间，我一直没停止思考手术修补的环节。

大多数学者主张，一旦发现膀胱阴道瘘，需等待3～6个月后才能修补，因为此时损伤处炎症已消退，瘘孔周围处创伤已完全愈合，且形成瘢痕已软化，有利于手术的成功。但有的人认为，延期手术会严重影响患者的生活质量，加重其心理负担，只要瘘孔周围组织柔软，血供好，无明显炎症，医生熟练手术技巧，不违背外科基本原则，适当等待2～3周手术并不增加手术失败的风险，其结果与长期等待无区别，即3个月以内手术可同样取得成功。

在那些主张早期修复的报道中，成功率为 80%～100%，延期修复报道的成功率为 88%～94%。两者无明显差别。

前前后后，患者坚持导尿已经 2 个多月了，复查膀胱镜的结果，非但瘘口没有缩小，膀胱内的炎症水肿也同样没有满足输尿管插管的要求。我之所以这么强调膀胱镜下输尿管逆行插管，是因为患者的膀胱阴道瘘位于膀胱三角区，属于低位瘘，适宜经阴道途径修补；经阴道修补损伤轻，避免了腹部切口，不管是身体上还是心理上，对患者的创伤都比较小；从技术上，修补瘘口要避免毗邻的输尿管被误伤，而输尿管内插管是防止损伤最直接的方法。如果是开刀手术，可以切开后直视仔细辨识输尿管口，但如果经阴道手术，术野狭小，就只能提前膀胱镜检插管。

患者无疑愿意少受皮肉之苦，很配合导尿和膀胱阴道内消毒等准备工作，终于，在出现尿瘘 3 个多月以后，膀胱内水肿消退，输尿管插管成功，可以实施闭瘘手术了。

对于手术，患者和她的家属、曾经的妇科主刀医生和我都是既充满期待，又满怀忐忑。手术的流程和操作细节我了然于心，我预想为了便于手术操作，采用不太常用的膝胸卧位（一种类似跪卧的体位）；我设计切口的位置和缝合的层次等技术环节。然而，共同的担心还是手术效果，能否一举成功。患者与家属，以及妇科医生都已经因此背上了思想包袱，希望有一个圆满的解决，众望所归之下，我却不能给出文献中的成功数据。我判断成功的概率只有50%。鉴于我前期准备过程中的细致沟通和不厌其烦的处置，患者对我寄予厚望，同意按我的方案接受手术。

手术如期进行，尽管此时瘘口看起来直径1厘米左右，但切除了肉芽和瘢痕后，一个接近2厘米的瘘口呈现在我眼前。我尽量松解瘘口周围的组织以满足无张力缝合的要求，又按原则分4层缝合了膀胱壁和阴道壁。输尿管口近在咫尺，毫发无伤，术终的测漏试验给出了一个看似完美的结局。术后连续4～5天，患者外阴干爽，这也令患者渐露喜色。然而，术后第7天再次查房，患者忧虑地告诉我，阴道内似乎有少量液体外溢。我心头不禁一惊，最不希望发生的事情恰恰在最容易发生的时间段发生了。美蓝试验证实真的又漏了。现在能做的只能是持续导尿，期待变大瘘为小瘘，期待导尿过程中小瘘口能局限甚至自愈。否则真的要等3个月手术创伤修复、瘢痕稳定，才能进行二次闭瘘手术了。

我很为难地向患者透露了病情和打算，与其说是惭愧，不如说是替她难过。她又要经历漫长的等待和难以忍受的湿溽。患者的脸上是无奈、忧虑和失望，但没有猜忌和怨愤，她说她相信我，感谢我替她想得周到、做得全面，她会继续配合并期待痊愈。

时间慢慢过去了2个多月，郭大妈等来了二次手术的时机。出于慎重，考虑到二次手术的难度和患者的预期，我们邀请了国内最著名、经验最丰富的医生为郭大妈主刀。这一次手术采取经膀胱入路的开放手术，外请专家的操作路线分明，层次清楚，手法细腻，为我们所有人平添了信心。

二次术后的头几天在平静中度过。又是第7天，阴道出现了溢液，尽管积极地预防感染，保持导尿管通畅，瘘还是不期而至地复发了。其带来的沮丧是可想而知的，除了安慰，我不知道短时间内还怎么能帮助郭大妈。我甚至无法承受她无助的眼神。

现在，又过去了1个多月，我无法感同身受郭大妈经历的磨难，我也不知道接下来她将如何承受，但我有与她相似的渴望。如果再手术，郭大妈会不会选择我，我又敢不敢接受她的选择呢？

编外话 膀胱阴道瘘的出现往往伴随着医疗纠纷，患者生理上的痛苦和心理上的折磨难分伯仲。瘘修补是泌尿外科医生为别人解决问题，但也常常是出力不讨好的任务。要有技术、有耐心、有信心、能承担、善沟通、轻利害。真的很难。

十七、笑对与直面：盆腔脏器联合切除

我们科的专业方向是下尿路盆底和男科，所谓盆底，泛指盆腔脏器和组织，包括泌尿系统的膀胱、前列腺和尿道，也包括女性生殖系统的子宫、宫颈和阴道，还包括消化系统的结直肠。除了损伤、炎症和肿瘤等器质性病变，也包括排尿和排便功能障碍和盆底脱垂及疼痛等功能性疾病。

因为妇科脏器与泌尿系统毗邻，关系密切，尤其是盆腔肿瘤浸润扩散，经常会累及膀胱或输尿管，所以我们经常会接到相关的会诊要求，帮助进行一些挽救性或姑息性的处理。

前两周，我们接到一个来自介入科的会诊，一位45岁女性，宫颈癌病史2年余，前前后后住院30余次，历经各种方案的化疗、放疗和介入治疗，而今双肾积水、尿失禁，意图尿流改道。

类似的会诊请求不少，宫颈癌晚期常常会侵犯膀胱、输尿管，造成局部压迫或浸润，导致输尿管梗阻或膀胱阴道瘘。由于大多数患者饱受病痛折磨，全身情况不佳或者远期预后不良，所以会主动或被动地选择输尿管皮肤造口，以求保护肾功能以及减少尿液渗漏。每每如此，我却不无遗憾。个人以为，姑息性治疗虽然是无奈之举，但原发病灶持续存在及进展，仍然会不断折磨患者。作为医生，我们是不是有可能更积极地为患者做些什么。

抱着这样的想法，我去看了这位患者。

在病房走廊里，我先遇到的是患者的妹妹，她急切而充满期待地向我介绍了患者的病情，告诉我她的姐姐也一样对进一步治疗充满渴求。

我复习了病史，过程虽长，但不复杂。宫颈癌晚期，盆腔内巨大包块，从CT片子上看，直肠周围和盆壁周围间隙尚存在，没有肿大融合的淋巴结。心、肝、肺、肾等主要脏器的功能很好。我又到患者床头，追问了她排便、排尿的情况，做了内诊。不出所料，患者不但存在膀胱阴道瘘，还有直肠阴道瘘。患者自阴道持续有尿液不自主外溢，间断有坏死组织和少量稀便外溢，除了疼痛，恶臭也令她痛苦难堪。求生的欲望，让患者和她的妹妹都要求尽可能地切除肿瘤，改变目前糟糕的局面。她们的想法与我不谋而合，反正也要尿便改道，如果能把病灶切除，效果岂不更佳。难得患者身体条件允许，更难得她治疗意愿坚决并能理解配合。

这意味着，需要做全盆腔脏器切除，即将膀胱、子宫、阴道和直肠以及可能受累的组织整块切除。绝对的大手术，绝对的疑难手术。通常，盆腔肿瘤发展到这个阶段，再加上放化疗的作用，都会相对浸润固定，组织界限不清，甚至包绕髂血管，同时盆底静脉丛丰富，都不容损伤，否则会带来不可控的出血。盆底空间狭小，加上巨大肿瘤的占据，会增加显露的困难。此外，同时切除三个系统的脏器，对手术医生的外科功底和技巧是极大的考验。所以，全盆腔脏器切除以其复杂性和困难性令很多医生望而却步。此外，在生存时间和生活质量之间做取舍，不是所有的患者都愿意做出手术的选择。

我把各种可能的风险详细地说给患者和她的妹妹，她们坚决的选择给了我坚定的信心：实施全盆腔脏器切除。

这是今年上半年第二例同样的手术，这一例更困难。放化疗的作用使小肠看起来像被包在蝉茧里，经过仔细的分离才被一一分开，仍有一段小肠已经被侵犯并与肿瘤主体固定，不得不做部分切除。肿瘤两侧靠近髂血管，距离只在毫厘，完全是沿着血管表面“剔”下来。在叶老师的帮助下，手术有惊无险，成功完成。用叶老师的话说，“这样的病例能成功，得有对患者的同情，以及高度的胆识和担当精神,掌握在恰当的时机,且有过硬的手术技巧!手术成功是患者的福分,愿她早日康复!”

想不到的是,手术的紧张刺激和成功的喜悦,远远抵不过术后的漫长煎熬,好在我们坚持了下来。

全盆腔脏器切除术背后的故事:患者宁曾经有一个爱她的丈夫和一对聪明伶俐、活泼可爱的儿女,有一个幸福的家庭,可是天灾人祸将她一次次地击倒,直至现在的体无完肤,但是她仍然坚信,“我会好的,我一定会好的,我为我的女儿、儿子好好活着”。

事情要从5年前说起,宁和丈夫自己做点小买卖,虽然不是大富大贵,但是生活还算富足,但是她丈夫被人陷害染上毒瘾,自此家境败落,脾气一向温和的丈夫也变得暴躁,毒瘾发作时就会对她连打带骂,甚至对自己的孩子也大打出手,她只能靠变卖家产维持生活。那段时间她已经出现月经不调的情况,但是为了给丈夫戒毒,也顾不上检查,后来实在挺不住的时候去医院检查,被诊断为宫颈癌,并且已经无法行根治手术,只能先化疗、放疗之后再争取手术机会。尽管如此,宁仍然很积极,心想为了自己的孩子一定要好好地活下去。做了20个疗程的化疗,宁的病情得到了初步的控制,应该行根治性手术,可是她丈夫的事情让她无法静下心来去手术。终于,她丈夫的毒瘾戒掉了，宁本想好好治病，可是她丈夫却又嫌弃她的病，将家里仅剩的几万元钱和值钱的东西全部都拿走了，从此杳无音信。坚强的宁这一次被击垮了，肿瘤再次复发，这个时候她已经身无分文，自己及儿女的生活只能靠妹妹来帮助，她的病情也进一步加重到化疗无法控制的程度，只能尝试放疗，放疗后出现了膀胱阴道瘘，每天自阴道内流出大量的尿液及坏死组织，并时不时地大出血。宁生活不能自理，而且治病的所有费用都是妹妹一家出，由于家中无人，只能靠唯一的妹妹来照顾她，孩子们只能靠年迈的父母来照顾，妹妹的丈夫负责挣钱来给姐姐治病。一家人就这样艰苦着，坚持着。

2017年初，宁再一次因阴道出血住到了介入科，出血和膀胱阴道瘘的折磨令她难以忍受。会诊之后，我提出全盆腔脏器切除的想法。手术切除病灶不仅可以摆脱尿瘘、疼痛和出血的痛苦，还有益于延长生命。但这种手术复杂，难度极大，风险很高，并发症也多，随之而来的花费也巨大。备受病痛折磨的宁决定接受手术，她说："我这样下去肯定无法照顾我的儿女，做手术还有希望再去多陪陪他们，所以我想做。"当时预计的诊疗费用大约是10万，但不包括出现并发症所发生的费用，妹妹尽管担心费用的问题，但还是毫不犹豫地答应要给姐姐做手术。妹妹说："就算砸锅卖铁也要给姐姐治病，因为姐姐有两个特别乖的孩子，孩子已经没有父亲了，不能让他们这么快失去妈妈。"每当说到这儿的时候，妹妹总是眼睛湿润着。

通过详细的术前准备及术前评估，手术如期进行。由于患者行多次化疗及放疗，腹腔内广泛粘连，多处肠道与肿瘤粘连浸润，术中就发现多处穿孔内瘘现象，手术非常困难，但是手术还是顺利地完成了，做了盆腔脏器全切、输尿管造瘘、肠切除吻合和结肠造瘘。术后第 5 天，令人忧虑的事情发生了，患者腹腔引流管出现粪水样物，尽管再次探查清理，但是未发现明确的肠瘘，术后患者仍然有大量的渗出液，由于整个盆腔脏器切除后盆腔内空虚，大量的肠内容物和渗出液流入盆腔后腐蚀盆腔创面，导致两次大出血，每次都是急诊抢救和介入栓塞止血才得以纠正休克并保住生命。经历了四次生死攸关的时刻，每次查房，宁都会满含感激和希望对我们说："杨主任，我相信你，我会好起来的，你决定吧。"过了一段时间，宁阴道的切口裂开，每天都有肠液内容物从阴道外溢，她成了"直肠子"。连续几个月，宁忍受着切口疼痛、阴道溢液的皮肤刺激、间断发热，顽强地配合治疗。尽管营养不良精神不佳，她都会对我们报以微笑，说："谢谢你们，我现在还能和我儿子说话，他还能来看我，没有你们，我儿子可能已经看不到我了。”经过了四次大手术，血浆白蛋白不知道用了多少，当我们看到账单的时候也不禁为之担忧，现在账面上已经花了35万，初步算了一下，现在应该已经花费了将近50万。一直是宁的妹妹筹措医药费，她说她丈夫正在努力地挣钱，她说她姐姐在当地人缘好，能借到，但是毕竟是治不好的病，治好了也不可能有经济来源。宁的妹妹也一直表现得很坚强，说：“再困难也会想办法克服。”每次查房，她也都是面带笑容并充满感激，甚至还买时令水果慰问我们。让我动容的是她们的坚强、执着和信任。很难想象，经历了如此病痛、身心备受折磨、经济上不堪重负的姐妹俩能对我们表达出如此的善意、感谢、理解和配合。

说实话，自从第一次手术后，到后来出现了肠瘘，我一门心思在宁身上，想尽一切办法帮她缓解病痛。我们还主动为她申请了轻松筹，以减轻她们的经济负担。我想这一切都源自于彼此的感恩和信任。从医护人员的角度，患者的理解和信任是我们最大的动力。

全盆腔脏器切除术后，疑似肠瘘，探查未果，肠瘘持续。之后间隔1周连续两次阴道残端出血，失血性休克，急诊介入好转。然后经历近3个月的回肠阴道瘘，营养不良，离子紊乱，间歇发热。肠内支架无效，手术探查，回肠阴道瘘肠管切除，近端回肠造口，远端回肠和结肠旷置。术后腹壁不平整，粘贴式肠造口粪袋反复渗漏，切口感染。好在无新发肠瘘和肠梗阻。

肠瘘已经快3个月了，每天都有1000～2000毫升肠液和稀薄的肠内容物从阴道漏出。胃肠造影并没有发现明确的瘘口，但造影剂在盆腔内集聚是明确的。手指从阴道探入，可以触到柔软的肠壁和盆壁粗糙的肉芽组织。我调动了胃肠外科、急腹症科和营养科从临床骨干到主任，再到退休专家，几乎所有我认可的力量，反复会诊研究，考虑肠吻合口瘘渗液进入盆腔从阴道流出，需要等窦道成熟，肉芽组织生长，大家一致的意见是暂时给予营养支持，保守治疗。一开始，宁还可以吃一些要素饮食或无渣饮食，然而每天的肠液渗漏，导致大量的离子损失，随之而来的发热和呕吐让她食欲丧失，近而恶性循环。我不得不加用胃肠外营养。用于静脉高营养的中心静脉导管长期留置后容易堵塞，也会继发导管相关感染，后来几乎每接近2周的无名热在更换了中心静脉导管后都能缓解很长一段时间。肠瘘的影响不止是离子和营养问题，大量的渗液从阴道不自主地渗漏，刺激着外阴的皮肤，严重时刺痛难当，令她不敢活动。我想了各种办法想通过阴道内置管导水归渠。气囊导管勉强能固定在盆腔内，然而并不能起到良好的封闭作用。随着体位的改变或肠内容物堵塞导管，还是会有漏出液从阴道口涌出。如此就需要不停地挤捏导管和持续冲洗以防止堵塞，然而渗漏还是防不胜防。陪护的妹妹和女儿精疲力尽，宁也备受折磨，不敢吃喝，情绪低落，日渐憔悴。有一次等候更换中心静脉导管时未及时输液，以及一次情绪郁闷时进食较少，直接就出现了委顿休克的表现。

她的状态很不稳定，尽管每天查房时面对她和妹妹坚强的笑容，我也充满信心地鼓励，但背后不免忧心忡忡。之前的两次手术已经让宁体无完肤，通过饮食调整，瘘口自愈遥遥无期，我不敢奢望手术闭瘘，甚至宁能不能再禁得住折腾或者会不会每况日下都不好说。

第一次手术后3个多月，在经历了又一次进食不佳几近晕厥之后，我请来急腹症的罗主任和宁医生。也许我们到了该放手一搏的时候了。

看了患者后，处理腹部疑难杂症经验丰富的罗主任也不禁惊讶于宁病情的复杂，感慨于患者的顽强和姐妹俩的坚定，他做出了再次手术的决定。做，还有一线生机。宁和她的妹妹是坚信我们的，强烈的求生欲望和信任让她再一次接受了我们的决定。

手术是在其后的一个下午进行的，总共用了4个多小时。经过3个月，腹腔内的粘连比想象中的要轻，但肠瘘的位置和原因却十分诡异，竟然是回肠的一段与阴道断端直接相通，原来的肠吻合口并没有瘘口，估计还是术后早期感染和肠管局部腐蚀的结果。分离之后肠管的处理让罗主任等颇费脑筋，既要保留足够的肠管长度以避免营养不良，又要防止再次缺血坏死粘连梗阻，还要减轻创伤。毕竟宁再也折腾不起了。

术后两三周，罗主任先后几次过来看宁，他再次惊讶于宁的恢复，没有肠瘘，没有肠梗阻，他不仅感慨宁生命的顽强，感谢老天爷的眷顾。

其实宁和她的妹妹都知道，我也知道，这是医生的担当。退一步海阔天空，但面对困难，我们选择不退反进。

经历了94天的住院，宁终于出院了。出院时，她身上带着3根引流管和2个集粪袋。她是微笑着走出病房的，几个月后，她微笑着走着来复查，还是带着那些管子和袋子，陪她前来的妹妹也是一直笑着。妹妹的名字里有一个字："春"。

对于这个患者，我想说的是，我被姐妹俩感动了。首先是她们手术治疗的意愿坚决，或者求生的欲望强烈。在术后，患者表现出了顽强的斗志，尽管疼痛，仍坚持尽早离床活动。其次是她们对医生绝对的信任和对治疗无条件的依从。即便是术后出现腹内感染，二次切开探查清创引流，仍然毫无保留地遵从医生的建议。从她们的信赖中，我也感受到无穷的勇气，使我义无反顾、尽心尽责地为患者解除病痛。

作为医生，作为老师，我会经常和学生们谈及怎么才能做好医生，其中一条就是好医生要有担当。其实，这种担当绝对不是医生的自告奋勇和义无反顾，相反，在现今饱受诟病的医患关系和医疗环境下，很多医生可能会规避风险，从而选择退一步海阔天空。所以，面对疑难危重的患者和病情，如果想要患者的利益最大化，就需要医患双方在互相理解、信任的基础上共同承担风险。对于这对姐妹，每次查房，妹妹都会说："谢谢医生，辛苦了！"我也会说："你更辛苦，谢谢！"妹妹一直承担着护理姐姐的任务，不分朝夕，不辞辛苦，毫无怨言，即使有并发症，也展现出对医护人员充分的理解和感恩。我会深深地感谢她的配合，感谢她给我们更多担当的勇气。

十八、To be or not to be：前盆腔脏器切除

连续开展了几例全盆腔脏器切除后，我对这一手术的兴趣越来越浓，同时接踵而来的问题越来越多，值得研究的也越来越多。我查阅了一些文献，对全盆腔脏器切除的手术指征、技术环节、并发症和预后等做了进一步学习。因为属于盆底疾病，需要多学科协作，我正好也有意促进这方面工作的开展，所以对前几例病例做了系统性的回顾，做了课件，然后召集了相关科室，开展了一次关于全盆腔脏器切除的多学科讨论。

妇科、肿瘤内科、放疗科、病理科及放射线科的医师纷纷参加，对于这个比较复杂疑难的手术，尤其是用于晚期妇科肿瘤方面，大家的讨论非常热烈。讨论接近尾声时，放疗科的张教授介绍了一个自己的病例，向我求助。

患者是一位50岁出头的女性，确诊宫颈癌ⅡB期，行足疗程的放疗。患者一般情况不错，近期尿频严重，每次尿量较少，间断阴道流血。但影像学提示宫颈闭塞，宫腔内大量积液，子宫明显增大，约两个拳头大小。盆腔内和盆壁无肿瘤浸润和淋巴转移。

张教授之所以介绍这个病例，是因为他一直接治这个患者，经过这一段放疗，肿瘤比较局限，没有转移，患者一般情况良好，预期寿命比较长。但他知道，放疗只是限制了肿瘤的进展，并不是根除，患者不可能反复接受放化疗，而经过相对静止期，肿瘤势必进展，这显然是内科医生力所不能及的，所以他很希望在内科治疗基础上能为患者争取手术根治的机会。事实上，患者在放疗前后先后在本院和省内和国内多家知名的三甲医院妇科就诊，然而都被告知没有手术机会。张教授受了全盆腔脏器切除病例介绍的鼓舞，于是把患者推荐给我。

会后，我约见了患者。从外观看，她的一般情况很好，完全可以满足手术的要求。我仔细阅读了病历和影像学资料，在我看来，子宫虽然很大，但宫颈肿瘤比较局限，尿道和膀胱后壁界限欠清，直肠没有侵犯，宫颈与盆壁之间界限清楚，没有成团肿大的淋巴结。盆腔主要血管周围也干干净净。我不放心，做了阴道指诊和肛诊，除了宫颈部位略硬，直肠前壁和尿道后壁均柔软可推动。膀胱镜见膀胱后壁没有明显受侵表现。我有了初步结论：可以手术，最多做前盆腔脏器（膀胱、子宫、阴道和附件）切除就足够了。运气好的话，甚至可以保住膀胱。

心念及此，我不由得迷惑起来，真的这么简单吗？为什么好几家医院都说不能做手术或者切不下来呢?是没必要手术,手术与否预后都一样?还是手术风险过大,真的切不下来?我向妇科和肿瘤科医生咨询,也向家属求证外院医生的意见。结果莫衷一是。本院妇科主任也好心地告诫我,手术碰不得。我不是妇科医生,我理解这个分期的肿瘤手术对生存时间的意义似乎不是太大,但我理解,新辅助治疗后局限性的肿瘤切除后,应该会改善患者的预后。此外,病灶只是暂时得以控制,增大的子宫和增多的积液随时会引发新的症状,难道真要等到病变凸显后姑息治疗或者介入栓塞吗?我想,切不下来的结论也应该是站在妇科医生的角度得出的,肿瘤侵犯和放疗后的粘连会使肿瘤周边组织界限不清而分离困难,极易出血,甚至造成周边脏器的损伤,所以单纯子宫、宫颈和阴道切除会十分困难,就像从冻成一坨的肉中硬撬出一块一样,很难完整,也很难不破坏旁边的东西。那么站在盆底医生的角度,事情却显得格外简单,整块切除嘛。在没有肿瘤的组织间隙分离,将会是安全的。缺点就是,需要切除膀胱甚至直肠,患者的生活质量将要大打折扣。

到底该不该做,该怎么做,这是一个问题!其实这是在算一笔账,一笔生存时间和生活质量的账。是坐等肿瘤进展出现症状还是把握机会切除?是维持暂时的膀胱过度活动症状为主的自主排尿，还是轻装上阵尿流改道？当然，手术的难度不小，风险不低，创伤很大，花费不菲。

在反复权衡了利弊之后，患者和家属决定接受手术，并且，按我的方案执行。

当患者和家属把执行权交给我的时候，我反倒有些紧张了。首先，全盆腔脏器切除或者前盆腔脏器切除这样的手术并不轻松，难度大，出血多，并发症多，围术期管理非常烦琐。虽然有前几次成功病例的铺垫，但这一次是我第一次独立作战，虽不乏信心，但难免心怀忐忑。其次，我不畏惧手术的挑战性，但我顾忌决策的准确性。根据CT与MRI显示，我有信心保留直肠，但我更希望同时保住膀胱，这样患者生活质量更好。于是，有了希望就多了纠结，该不该保，该怎么保。最主要的是，我不能置妇科医生专业的见解和善意的提醒于不顾，尽管我认为他们没有从前盆腔脏器切除的角度考虑手术的可行性。手术前的一段时间，我总会不自觉地在脑海里一帧帧地模拟不同情况下的手术操作。还有一点顾虑是，如果我真的很运气地保住膀胱、直肠而只做了宫颈癌根治，是不是跨界了呢？也许全盆腔脏器切除或前盆腔脏器切除能更让我心安理得吧。

相比于术前的反复考量，手术的进行平顺很多。比起前几例患者，这个患者的组织条件要好得多，基本上在预期之中和把控之内完成了手术。术中我尝试了分离膀胱后壁与宫颈，但分离不出层面，宫颈出现破损而放弃，遂一门心思地做前盆腔脏器切除了。

这个手术，是我个人独立完成（也是本院独立完成）的首例盆腔脏器联合切除，可想而知我的喜悦。说实话确实有种成就感，但也有很多地方值得总结与反思。全盆腔脏器切除或前盆腔脏器切除这种手术往往用于晚期肿瘤患者，虽然属于治愈性治疗，但代价很大，医患双方都要付出很多。一个组织健全的有充分能力和担当的团队（包括麻醉、手术及护理等）远远重要于术者本身。

我曾经在学术交流时与其他专家探讨过此类手术，大家的共识是：手术创伤大、风险高、并发症多，住院时间长，花费大，很可能出力不讨好。因此，这类手术多数是患者苦不堪言迫切要求主动选择手术，医生才做。8月份，包括此次手术的这个患者在内，我的3个盆腔脏器联合切除术后患者（2个全盆腔脏器切除，1个前盆腔脏器切除）同期在住院，表现各异。

其中一位患者的病情最复杂，并发症最多，经历的苦痛也最多，但却是表现得最积极、最坚强的一个。虽然也有消极或苦闷，但她有强烈的求生欲望，有顽强的意志，还有乐观的心态。

另外一位患者曾经做过护士，对自己的病情很清楚，治疗态度也非常积极，她术后表现出来的情绪阴晴不定、悲喜无常，有点小反复就哭哭啼啼，有点小好转就喜上眉梢。在某种程度上，我喜欢她的表达，我希望患者的情绪和病痛能得到合理的宣泄和解脱。

还有一位患者是病情最轻、并发症最少的一个，可偏偏术后最委顿。可以说她是在术后很短时间就顺利出院，但从术后就不停地说肚子疼，出院后整日愁眉紧锁、不停呻吟。临床症状和体征，以及腹部 CT 等各种检查都没有器质性疾病的证据。我推断，她是心病。经过几次攀谈，她终于吐露，对于手术，她有心结，想不开。而经过几次思想工作后，她的腹痛也减轻了许多。

经历了这几个患者，我们医护人员不仅在营养和切口处理等基础护理上备受考验，还学着循循善诱地对患者进行心理疏导。

其实我们仅仅是经历着烦琐的诊治和护理过程，比起患者的病痛算不得什么，但这种付出换来了患者的日渐康复，还是让人很有成就感的，也许这就是这个职业的快乐吧。

十九、心态的胜利：前列腺癌

做医生这么久，总有几个病例是记忆十分深刻的。这其中最典型的就是科室全面开展腹腔镜前列腺癌根治手术和前列腺癌规范化综合治疗以来，那几个治疗效果好或者不好的患者。

之前说过，前列腺癌患者个体差异大，对治疗的反应也很不同，总体上生存时间较长，在目前特别信赖甚至依赖《诊疗指南》的环境下，施以系统化的治疗，患者会周期性地与医生打交道，多数情况下会形成非常亲密的关系。

为此，我们科成立了一个前列腺癌医患联盟，我的2013年以后的前列腺癌患者基本都在这个圈里。大家开诚布公讨论病情，答疑解惑，科普宣教，相互鼓励，增进友谊，也增强抗病信心。

老何就是这里的典型。我经常会拿他做教材，他也经常在病房里现身说法。

老何确诊前列腺癌已经4多年了，今年70多岁，因为脖子僵硬，显得有点驼背。他是一位退休的铁路员工，据他说，年轻时随着铁路走南闯北，历练丰富，也养成了大大咧咧的性格。刚确诊那会儿，大连乃至东北地区能独立开展前列腺癌根治手术的医院并不多，医生的经验有限，我们自然也对手术指征严加把握。2014年《中国泌尿外科疾病诊断治疗指南》建议，对于局限于前列腺包膜内的T_1～T_{2c}期和部分T_3期患者，推荐根治手术，骨转移是明确的手术禁忌。而到了2016年前后，国内外前列腺癌诊疗指南把局部进展和寡转移的前列腺癌也列入手术指征。老何的前列腺穿刺活检结果显示肿瘤尚局限，而且分期不高，局部条件适宜手术，但骨扫描提示有两处椎体的核素浓聚，不排除转移。我不敢轻易犯险，顺势让他做内分泌治疗。

所谓内分泌治疗，就是利用前列腺肿瘤的生长依赖于体内雄性激素的特点，用手术或药物的方式，抑制患者体内雄激素水平，从而在一定范围内抑制肿瘤进展。药物治疗虽然安全无创，但存在肝功能损害等不良反应，而且用药时间久了，肿瘤会对药物作用失去反应，即进入去势抵抗前列腺癌阶段。此时医患双方都会面临进退两难的困境。

老何接受了药物治疗，坚持了半年，两度出现转氨酶升高而被迫停药，幸运的是原先可疑的骨转移灶消失了。于是我俩不约而同地想到根治手术。内分泌治疗后再手术根治是符合原则的，或者说是前列腺癌治疗的一项很有益的方案，称为新辅助治疗。这种方法本来是在根治前列腺癌切除之前进行一段时间的内分泌治疗，以期缩小肿瘤体积，降低肿瘤分期，降低切缘阳性率。此时却成了我们技术不成熟时无奈之举下的无心插柳。老何本来是积极要求手术的，他早就希望切掉利索。经过半年多的积累，我对手术的把握也增了几分，所以我俩一拍即合。恰巧，同期有另一位患者也因为前列腺癌经我联系请国内一位知名教授前来手术，为了安全起见，我建议老何也搭个顺风车。老何坚决地拒绝了我的好意，相反，坚定地要求由我来为他做手术。用他的话说，只信得过我。得到他的肯定，我既兴奋又忐忑，心里想，说什么也不能让他失望呀！

老何的腹膜外途径腹腔镜前列腺癌根治手术如愿进行，完成得比预期顺利很多。老何术后恢复也很快，就像他轻轻松松地签字手术一样，轻轻松松地就离床活动，轻松松松地拔管拆线，轻轻松松地康复出院，这也充分体现了腹腔镜手术的微创优势。美中不足的是，术后病理结果为：前列腺癌分布于两侧叶，侵犯叶内神经组织及前列腺周围纤维脂肪、精囊，膀胱颈残端（+），Gleason 评分 3+4。这意味着肿瘤分期属于中晚期（T_{3b}），手术切除后膀胱颈断端可能有肿瘤残留。鉴于病理分期较高的肿瘤术后切缘阳性的概率会比较高，根据《指南》的推荐，我建议老何术后辅助药物去势，防止肿瘤复发，同时心里面不无隐忧：一是术后排尿状况如何，是否会有尿失禁；二是肿瘤是否会得到理想控制，短期内能否复发。从理论上讲，前列腺癌根治术后尿失禁发生率可以达到3％以上，这是术中力求彻底切除肿瘤而在所难免的；同时，如果肿瘤残留，不管是术后辅助放疗，还是肿瘤本身侵犯压迫都会导致尿道外括约肌损伤或功能障碍，从而加重尿失禁。

老何没有选择放疗而是愉快地接受了每28天1次皮下注射戈舍瑞林的去势治疗。令人欣喜的是，术后2周拔除导尿管后，老何几乎没有尿失禁或尿潴留，也没有尿频、尿急等表现，排尿顺畅，随诊大半年，PSA一直稳定在0.2纳克/毫升以下。定期地复诊和处置让老何彻底地成了我们科的回头客。每次见面，虽然还是略佝偻着腰，但笑容一直洋溢在他脸上。老何回病房轻车熟路，医生护士也亲切地称呼他为老何大叔。赶上周四上午我出门诊，他还会特意叮嘱我门诊结束后回病房吃饭，他为我准备了港式便当，让我不禁想起电视剧《心术》中送饭给医生的“十三姨”。

直到目前，老何的病情很稳定，令我们都很欣慰。我一直认为，除了技术和药物，豁达的心态是战胜疾病的重要武器。

二十、老战友的敬礼：前列腺癌

说起来，似乎是从2013年前后，科里收治的前列腺癌患者越来越多。以前，可能是筛查手段局限，手术水平落后，偶尔能碰到些前列腺癌，但绝大多数属于晚期，不适合手术治疗。现在，前列腺癌俨然成了常见病，适合手术的患者也越来越多，腹腔镜前列腺癌根治成了常规术式。

总体而言，前列腺癌属于那种比较温和的肿瘤，多数病例从确诊到因疾病进展死亡会经历比较长的时间。对于早期前列腺癌，手术或放疗可以达到治愈，中晚期的前列腺癌则需要以内分泌治疗为基础的综合治疗。给予内分泌治疗是因为前列腺肿瘤的发生发展受雄性激素的影响，抑制了体内雄激素水平，会很大程度控制和延缓疾病的进展。

可能是由于人种、饮食结构、体检筛查不及时等原因，国人的前列腺癌发病有个特点，即初诊发现早期病例少，中晚期比较多，因此大多数做了根治手术的患者，术后还要长期周期性地辅助药物治疗，这些患者会长期跟医生打交道。我们科对于前列腺癌的诊疗有一项很重要的举措:"患者教育"。很多前列腺癌患者不仅在我们这里长期随诊,监测病情变化,同时也得到我们的保健指导和心理疏导,因此很多老患者和我们科的医护人员就像老朋友一样,彼此信任,沟通好,依从性强。

老林就是我的一个老病号。

2015年2月,老林因为尿频、尿急、排尿困难就诊,当时检查前列腺特异抗原(PSA,一种前列腺肿瘤标志物)为11.99纳克/毫升。前列腺穿刺活检证实为前列腺癌,随后做了根治手术。术中发现前列腺尖部(靠近尿道的位置)质地偏硬,似有肿瘤浸润,术后病理证实了这一结果。Gleason评分为5+4分(最高为5+5分),肿瘤侵犯两侧叶,尿道残端有肿瘤残留。根据诊疗指南的建议,这种情况属于高危病例,术后早期辅助内分泌治疗和放疗。老林愉快地接受了治疗,随诊期间各项指标也向着理想的方向发展。

令人沮丧的事情发生在手术半年之后。老林再次出现排尿困难合并轻度尿失禁。检查发现,老林的直肠前壁相当于前列腺的位置又出现了一个肿物,肿物位于膀胱颈与尿道的吻合口附近,一方面紧缩尿道开口导致尿道狭窄,一方面造成尿道外括约肌硬化关闭不全导致尿失禁。肿物穿刺活检提示是肿瘤复发。

针对术后复发，除了挽救性放疗，能选择的就是内分泌治疗和化疗。尽管书本中有各种内分泌治疗的方案，但那个时候临床可用的药物无非是诺雷德、康世德等，其他药物要么不良反应大不敢轻易尝试，要么价格昂贵或还未在国内上市，只能画饼充饥。

老林恐惧于传说中的化疗副作用，迟迟不肯全身化疗，放疗一个阶段后，我们也只能就现有的内分泌治疗药物的使用做文章。期间，为了尽量保证他的生活质量，我们为他做了尿道扩张和后尿道电切，勉强维持他自主排尿。然而肿瘤还是在悄悄地进展。2个月前，当老林的老伴告诉我他便血时，我猛然警醒，糟了，肿瘤侵犯直肠壁了。果然，肛诊发现原来的前列腺位置上有一个巨大的肿物，而且表面可以触及一质硬溃疡，伴指套染血。肠镜检查的结果证实，距肛门5厘米直肠前壁示溃疡性肿物。

几经劝导，老林接受了一次全身化疗。化疗后差不多1个月，老林再次复诊，有些兴奋地告诉我，化疗似乎有些效果，他的尿失禁好转了，而且他自己还买到了阿比特龙（一种用于转移性前列腺癌的二线内分泌治疗药物）。我不敢轻信，以我的揣度，怕是肿瘤进展，彻底压迫尿道了呀。果不其然，详细询问之下得知，老林的排尿困难没有改善，同时，大便便意频繁，里急后重，间断还有脓血便。本打算实行第二期化疗同时加服阿比特龙，谁想到他突然出现一侧腰痛，并且发热起来。

抽血检查的结果显示，白细胞显著升高，呈感染血象；血肌酐水平也超出正常。超声检查提示，两侧输尿管扩张，双肾轻度积水。一系列的现象提示，肿瘤还在进展，侵犯输尿管口，导致双侧上尿路梗阻，肾功能不全并感染。

老林知道自己的病情后，向来豁达的他此时也难掩愁容。同期还有一个前列腺癌患者老薛，与老林同期做的手术，病情非常相似，老哥俩都是我们科的忠实病友。与老林同步，老薛也不幸出现了肿瘤复发转移。他俩都有各自的病痛，甚至人后都有过垂泣，然而令人感慨的是，在我们面前，老哥俩同样的坚强，眼神中充满期待和渴望，对我们的诊疗决策和举措始终坚定地信任与配合。老薛是参加过南海海战的老兵，我至今记得他屡次随诊离开诊室时，即使是病情不容乐观，仍然挺拔的身姿和向我致以的坚毅的军礼。我不敢想象，当病痛迫使他诀别之前，他会不会还有力气敬礼，或者在他诀别之后，我会不会效仿他回礼。

残酷的现实是，老林的前列腺肿瘤术后复发，侵犯直肠和膀胱，除了排尿困难的折磨，排便困难和大出血是难以逃避的潜在危机。进一步不管进行何种治疗，治愈的可能是不存在的，如何延缓病情进展、提高生活质量、降低痛苦是主要任务。作为外科医生，我不奢求化疗和二线内分泌治疗的神奇效果，但即使这些像救命稻草一样被患者和家属寄予厚望的治疗方法，在感染和肾功能不全的情况下却不能实施，因为除了是相对禁忌，后者需要联合使用激素，可能会加重感染。邻近 2017 年元旦，老林连用了几天抗菌药，体温控制得并不理想，血象也未见回落。每个人都急切地期待迅速控制感染。我不想坐等抗菌药的效果，尿路梗阻一定要解除，这是控制感染的关键，也是进一步治疗的前提。

心念及此，我不仅纠结起来。我不担心老林和家属的依从性，而恰恰是他们的全然信赖，让我纠结如何能既解除病痛，又能确保生活质量（保留他的二便功能）。之前我向他透露过尿流改道或肠造口的可能，看得出他本能的拒绝和对不改道手术的期待。

从医学的角度，最佳的方案是全盆腔脏器切除、回肠代膀胱的尿流改道和乙状结肠造口的粪造瘘，好处是清除肿瘤，有助于延长生存时间，但手术难度大，创伤大。其次是双侧肾穿造瘘，好处是局麻下即可完成，微创，但尿液引流可能不彻底，导管容易脱落，护理难度大；再者，可以行双侧输尿管皮肤造口，可以克服肾穿造瘘的缺点，但需要经历麻醉和手术切开创伤。三者的术后患者都需要长期带尿袋和（或）粪袋，但后两者肿瘤不能切除，属于姑息手术。我仔细研究了一下老林近期的盆腔CT，肿瘤与盆壁的界限模糊，应该没有切下来的可能，勉强切除只能增加并发症。粪造瘘还是尽量拖一拖吧，否则对老林的心理打击太大。输尿管皮肤造口虽然创伤略大，但稳妥。思考再三，我拿定了主意，也帮老林和他的家属下了决心，抓紧时间，尿流改道，控制感染，保护肾功能。我没有和老林当面提及手术造瘘的事，我怕难以承受他忧郁的目光，手术前他也没再问我什么术式，直到12月31日，老林再次躺在手术台上。

术后，老林的体温和肾功能如我们期待的都迅速恢复了正常。出乎我的想象，老林平静地接受了挂尿袋的现状，当顺利完成了一次介入化疗并开始口服泼尼松和阿比特龙时，老林似乎恢复了一些往日的活力。而我知道，这仅仅是个开始，我希望那个无助的时刻越晚到来越好。

编外话　在我整理书稿时，文中的两位病友已经在差不多的时间内相继离去。他们走得很安静，我想过去敬个礼，但没有勇气。

二十一、艰难的持久战：前列腺癌直肠瘘

患者是一位79岁的老爷子，他是因为体检时发现膀胱旁有一个包块而来住院的。

老爷子身材高大，打眼一看至少1.9米以上，而且别看快80岁了，依然精神矍铄，身体挺拔。唯一的缺点就是耳背，不戴助听器的时候，我们在他面前谈论病情都毫无顾忌，不担心被他听到。

老爷子还是个文化人，查房时经过，偶尔还会用外文和我们打招呼。也是因为听力不好，见我们说话，不管是不是说他的问题，都是乐呵呵地表示接受。

老爷子的泌尿系超声检查提示，盆腔内膀胱左侧实性包块，直径3～4厘米。CT提示可能为肿大的淋巴结。淋巴结肿大不会没有原因，虽然直肠指诊触及前列腺无明显硬结，但后续的PSA检查结果为46纳克/毫升，让我们很容易联想到有可能是前列腺癌合并盆腔淋巴结转移。于是按原则做了前列腺穿刺活检和盆腔肿块的穿刺活检。

老爷子不愧是文化人，愉快地接受了上面两个令大

多数患者望而生畏的检查。等待结果的时间里，完善了其他检查，老爷子各方面的功能状况满意，也没有肿瘤转移的表现。穿刺结果出来了，不出所料，是前列腺癌，穿刺12针中7针阳性，肿瘤组织占穿刺组织的20%～70%，GS评分4+3。髂血管旁的盆腔肿物为肿瘤转移淋巴结。

该选择怎样的治疗方案呢？从目前的检查结果判断，肿瘤的临床分期应该是$T_2N_1M_0$，即肿瘤局限于前列腺内，盆腔淋巴结转移，无远处转移。从危险等级看，属于高危病例。下一步该选择什么样的治疗方案呢？

前列腺癌的治疗本身就极具个体性，不仅要考虑肿瘤的局部因素，还要结合患者的全身情况和预期寿命综合判断。对于这个病例，无论是手术、放疗还是内分泌治疗都可以作为首选方案，而根据诊疗指南的推荐，手术根治加淋巴结清扫术后辅助放疗或内分泌治疗亦会取得良好效果。

我们把几种治疗方案、方法以及可能的风险和不良反应详细地介绍给患者和家属，经过商议，患者和家属决定接受腹腔镜前列腺癌根治和淋巴结清扫手术。

腹腔镜前列腺癌根治这个手术，我们一般都选用腹膜外入路，在本地区，我们的手术例数和水平客观上说已经居于前列，然而这个患者年龄比较大，需要做髂外、髂内、闭孔，甚至髂总淋巴结清扫，所以我选择经腹腔入路，以便实施更彻底的淋巴清扫。其实，这种扩大的淋巴清扫手术风险还是很高的，尤其是当淋巴结较大或相对固定时，分离过程中很容易造成不可控的出血。事实上，除了影像学提示的膀胱左侧髂血管旁淋巴结明显肿大，对侧淋巴结也成团增大，好在与周围并不固定，顺利地加以切除。原以为经腹腔入路直接从膀胱后方能够很容易定位分离精囊和狄氏筋膜，没想到，前列腺和精囊后方间隙分离起来很是困难。一开始我把它归咎于与助手的配合欠佳，然而，当处理前列腺侧蒂时，我明显感觉到力不从心，本来就不小的前列腺，就像一个不倒翁一样，推不开扳不动，很难显露前列腺尖部，我也不免心浮气躁，最后还是静下心来，先切断尿道，然后顺逆结合，锐性加钝性分离，才把前列腺"剔"下来。看着创缘，明显感觉到前列腺尖部应该是肿瘤侵犯的。吻合膀胱尿道之前，助手常规做了肛诊，直肠前壁被手指顶起来，没有破损的迹象，让我略微放心。

老爷子的身体蛮不错，术后第二天就从手术打击中恢复过来，谈笑自若。接连的几天，盆腔引流管引流物越来越少，到第四天只有几毫升暗血性液，一切似乎都在有条不紊中恢复。然而，我总有种莫名的担心。术后第五天，早晨查房，引流袋里还是不到10毫升暗血性液，但密闭的袋子竟然略微鼓起来——里面有气。住院医生很从容地解释这个现象为“腹腔镜手术后，积存的气体”。但我不能接受这个解释。手术后四五天了，腹腔里的游离气体早就该排出或被吸收了，怎么会凭空出现呢？我询问患者有无其他不适，排气排便如何。陪护说，有排气，没有排便，但可能是痔疮犯了，有少量便血。闻听此言，毫不夸张地说，我的汗毛倒竖，心马上揪起来。我立刻给患者做了直肠指检，当看到指套染血时，我心里暗道：“坏了，直肠漏了！”接下来，我急令做肛镜检查，结果证实，肛管上方5厘米左右直肠前壁裂口约1.5厘米。直肠损伤明确，这不禁让我手心出汗。要知道，前列腺癌根治最需要警惕、最棘手的手术并发症就属直肠损伤了。如果是术中直接损伤，直接修补配合无渣饮食等，还比较好恢复。而这种迟发的肠瘘往往是由于术中能量工具的热损伤以及合并感染导致术后肠壁缺血坏死造成，其处理非常让人头疼。因为，这种情况几乎不可避免地需要做结肠造瘘，患者需要至少经历肠造瘘和二期闭瘘两次手术，心理上不太好承受。此外，尽管处理及时，仍有可能远期形成尿道直肠瘘。无论如何都会影响患者的生活质量。

幸运的是，老爷子没有腹痛，没有发热，普外医生判断瘘口与腹腔隔离，如果没有腹膜炎的话，有保守治疗好转的可能。闻言，我如释重负，毕竟避免二次手术是再好不过的结果了。于是我按普外的意见，为患者改行无渣饮食联合肠外营养，同时间断扩肛和肛管排气，保持直肠内低压。老爷子很争气，连续3天，除了偶尔的午后低热，没有太多的不良反应。我不敢掉以轻心，期望坚持1周以上让手术创面有机会致密粘连，从而瘘口自愈。

然而，事与愿违。过了几天，老爷子有了便意，应该是术前积存的大便，在排出一些稀粪后，我绝望地发现，导尿管里有粪渣样物。毫无疑问，邻近直肠裂口的尿道吻合口受到波及，污染或者感染，形成尿道直肠瘘。这种情况是坚决需要杜绝的。必须当机立断，结肠造瘘粪便改道，断绝粪便污染，这样瘘口才有可能修复。

手术并不困难，困难在于说服患者，并且让他和家属理解。我硬着头皮向家属说明我的判断和决定，面对疑问、不解和不甘，一切只能从病情出发，他们接受了我的建议，急诊手术。

老爷子很理智也很平静地接受了造瘘手术。之后的几天我也不失时机地和他交流，剖析了病因和处理原则及依据。我更多地还是关注引流管和导尿管，关注通畅情况和引流物性状，关注经肛门有无排液，我担心膀胱痉挛，担心尿液引流不畅经瘘口流入直肠，说白了，我担心能否形成不能闭锁的尿道直肠瘘。这也许要几个月以后才能见分晓了。

结肠造口之后连续几天，尿液里的污染情况好了许多，可是，老爷子还是经常有便意，有稀薄的粪水和黏液自肛门排出。让我忧心的是，尿管里还时不时地有些肠黏液样的东西，尿道外口也有不少与肛门排泄物类似的稀薄黄白色的分泌物排出。尤其是当他有排便动作时，尿道溢液更多，这让我不禁疑虑结肠造口的效果。我希望尿道和尿管里都是绝对干净的，这样才有利于瘘口的愈合，偏偏不遂人愿。几天的观察之后，情况没有改观，唯一可以怀疑的就是结肠造口的粪便逆流。尽管看起来结肠双口造瘘后的远端开口高于近端开口并且管口几乎紧闭，但我还是在征求了普外科的意见后，决定将远端瘘口缝合，以杜绝粪便的反流渗入。缝合后的效果立竿见影，没几天，患者的便意就明显减轻，也不再有粪水样物从尿道口外溢了。剩下的是尿管的维护。老爷子和家属也一直寄希望早点拔除导尿管。我在犹疑中拒绝了他们的要求。

说实话，自从发现尿道直肠瘘之后，我一直处于一种焦虑的状态。我特别关注导尿管的引流情况和排便情况，我一直期待神助，让瘘口自然愈合。而自愈的前提就是尿液通畅引流和没有污染和感染。

在此期间，我一直探究前列腺癌根治术后迟发尿道直肠瘘的预防和处理。查阅了很多文献，也利用通讯手段或学术会议不失时机地与国内多个专家探讨，然而实际的处理经验并不多。前列腺癌根治术中直肠损伤的报道很多，我自己也经历了1例，只要术中及时发现，分层缝合，配合术后肠外营养和无渣饮食，多数可以自愈而不需要预防性结肠造口或二次手术。而术后迟发尿道直肠瘘发生率并不是很高，往往与肠壁组织热损伤缺血坏死有关。由于发生隐匿，局部污染或感染，几乎都要做肠造口，有报道，30%的患者瘘口不能自愈而需要接受瘘修补手术。对于迟发瘘如何处理促进愈合的具体操作和注意事项，不管是专家还是文献都语焉不详。虽然对于持续的尿道直肠瘘有多种手术修补方法，但我极不情愿亲身体验。一方面的确不愿意因此引发患者的不解和纠纷，一方面更希望患者能少遭点罪。

考虑到老爷子不能接受膀胱造瘘，并且导尿管一直很通畅，我嘱咐每天间断膀胱冲洗，确保尿管通畅，尽管有时有膀胱痉挛和便意，但除了少量黏液，患者一直没有自肛门排液(尿)。这无疑是个好消息。老爷子也受到鼓舞而要求出院。尽管老爷子的依从性很强,但因为他年龄比较高,听力不好,手脚不是很灵活,加之儿女不在身边,我对他实际的自我护理能力还是不无担心。我批准他出院,同时叮嘱他隔三差五地来医院看看,有情况及时反馈处理。

出院1周后,老爷子突然来电话,说是不小心拽了导尿管,出现血尿,同时发热。老伴和儿女手足无措,于是重新入院。血常规检查的结果并无特殊异常,盆腔CT提示尿道直肠瘘,无经肛门排液,肛诊摸着直肠内无出血,瘘口较之前缩小了一半。考虑还是尿道损伤一过性发热。经过膀胱冲洗,尿液一直保持清亮,没有膀胱痉挛和渗漏。我悬着的心放下许多。然而一波未平一波又起。1周以后,患者的膀胱痉挛再次增多,检查发现导尿管里有许多黏膜与粪渣样物和钙化结晶。这无疑是引起尿管不畅的原因。于是叮嘱挤捏尿管,间断冲洗,保持导尿管通畅成了主要任务。

之所以记录下这些,是因为我的确很重视这个并发症,很希望总结实际经验,能最大程度促进瘘口自愈,避免二次手术。同时我也认为,谋事在人,我们关注原则,更应该关注细节,比如肠造瘘的反流、膀胱痉挛等这些细节的及时妥善处理，很可能会改变患者的病程和结局。

做医生就是这样，因为成功解决疑难病症而喜悦，而享受那种成就感；背后也会为复杂的并发症以及潜在的风险而纠结而彷徨。但无论如何，都会坚持，都在坚持。

二十二、一场虚惊：前列腺癌

十一之后的两周，我有点忙。可能是节日的气氛，抑或是天气渐转寒凉，一批老年男性患者因为排尿困难加重住院。筛查的结果，有好几个患者的诊断是前列腺癌。

其中一位患者 82 岁，排尿困难很严重，接连发生过几次尿潴留和留置导尿，PSA 11.42 纳克/毫升，肛诊发现前列腺左侧叶隆起，不规则，但不是很硬。活检结果 GS 评分 4+3。从检查结果看，肿瘤局限在前列腺内，单纯从临床分期看，具备手术根治的指征。然而，患者毕竟已经 82 岁，根治手术不会更多地延长生命，相反可能因为高龄而带来难以预料的手术风险。保守的治疗方案包括内分泌治疗加膀胱造瘘，在内分泌治疗基础上，如果日后前列腺体积缩小，对尿道压迫减轻，可以恢复自助排尿。当然也可以在内分泌治疗基础上结合姑息性前列腺电切，但后者也要经历麻醉创伤。某种程度上，我们并不积极做根治手术，毕竟，微创手术的意义不在于切口大小，而在乎麻醉和手术应激对患者的打击。虽然诊疗指南上没有规定手术患者年龄界限，国内成熟的治疗中心也不乏高龄患者腹腔镜前列腺癌根治手术的病例，但对于这位患者采取何种治疗，我们还是慎重地与患者及家属交换意见。

总体来说，患者的身体条件一般，术前评估重要脏器的功能不错，没有手术或麻醉禁忌。老爷子对排尿困难已经不胜其扰，希望能一劳永逸地解决问题。一方面，他不太接受膀胱造瘘后长期挂着尿袋；另一方面，也担心药物治疗不能根除肿瘤，留有后患。在反复比较了药物治疗和手术治疗的成本和风险后，老爷子和他的女儿决定接受手术根治。

同期的第二位患者78岁，也是因为尿潴留检查发现前列腺癌。从PSA、穿刺活检和MRI的情况看，肿瘤也比较局限，属于中高危。患者是经外院同行介绍而来，准备根治手术。他的身体情况与上一位患者差不多，估计不会有耐受手术之虞。

两个人的手术间隔1周，都是腹腔镜前列腺癌根治，手术时间为2～2.5小时。术中处理狄氏筋膜和前列腺后方的时候都遇到了阻力。两个人的前列腺后壁与周边组织粘连致密，有鉴于之前曾经发生过术后迟发性直肠损伤，我们先是贴着腺体表面用冷刀锐性分离，然后残腔内注水，直肠内打气，观察有无气泡外溢，又经过肛诊证实没有直肠损伤，对于可疑的肠壁薄弱处，予以浆肌层间断缝合减压，如此才放心地吻合尿道膀胱。

连续完成两例前列腺癌根治手术，有惊无险，我心里多少还是有些满足感的。当然，我们还是没有放松警惕，一直关注术后可能出现的并发症。两位患者住在相邻的两个房间，紧挨着我的办公室，因为近便，也因为关注，所以我总是在正式查房之余去看看，两个人恢复得都比较满意。

第一位患者术后 10 天，也是第二位患者术后第二天，我例行查房，家属反映给我的情况令我不由得紧张起来。原来，两个人在前一天晚上都出现了发热和腹泻，而且据说还是“水样泻”。这不啻于当头一棒，对于这两个患者，我最紧张的就是直肠损伤，而直肠损伤的表现之一就是尿瘘，即尿液从损伤瘘口漏入到直肠，患者有便意时，排出的不是大便而是“水”。除此之外，患者可有腹痛、发热，引流管或导尿管会有粪便残渣。要知道，迟发的直肠损伤必须要行结肠造口，为此患者要经历漫长的恢复和若干次手术，无论是患者还是医生，都实在难以坦然接受。

紧张之余，我抱着一丝侥幸，再次详细地询问了症状表现，并且分别做了肛诊。两个人术后都吃过蛋白粉，没有腹痛，腹部是软的，引流管和尿管里没有异常分泌物或粪渣样物。好在追问腹泻的情况，发现所谓腹泻并不是那么夸张，家属描述的“水样泻”只是少量黏液，没有血。肛诊发现两个人的直肠前壁光滑，没有指套染血。经过反复询问求证，我悬着的心略微放下一些，看样子两个人的腹泻很可能与饮食有关，但我还是不敢掉以轻心。我回顾手术中的环节，寻找可能的纰漏，汇总现有的表现，理清遗漏的细节。

连续几天，我叮嘱医护人员加大看护力度，动态观察两个人的病情变化，注意各种可能反应直肠损伤的征象。面对患者和家属，我表现出来足够的镇定和从容，背地里其实食不甘味。

每天我都会问几次患者排便和引流的情况，直到1周过去，两位患者的体温逐渐平稳，排便完全正常，第一位患者也拔掉了导尿管，排尿顺畅，此时我心情才真的晴朗起来。一场虚惊！

作为一名外科医生，我们其实总是处在紧张之中。我们紧张手术的效果，紧张患者的安危，紧张患者的就医感受和康复的历程；当然，我们也紧张并发症的后果和医疗以外的麻烦，但绝不会超过对病情的关注。

二十三、我行我素：尿流改道后的肾部分切

这是一位60岁的男性患者，病史挺复杂，可谓身经百战。

患者2004年发现膀胱肿瘤，历经多次保留膀胱的手术，最终于2007年行膀胱癌根治、双输尿管皮肤襻式造口手术。后来因为造瘘口狭窄，先后行两侧腰部切口输尿管高位皮肤造口。5年前患者先后因会阴肿物行残余尿道切除，因直肠前肿物行放疗，因腹股沟转移行全身化疗。此次因在外院更换输尿管支架管时，经反复尝试，左侧导管仍插入困难而求诊。

入院时，患者发热、左腰痛，伴恶心、呕吐，左输尿管仅引出少量血性液。体格检查发现，他的下腹正中和两侧腰部分别见15厘米左右陈旧手术瘢痕。CT显示左肾积水，左肾周渗出积液，左肾中上极偏前软组织包块，左肾盂输尿管移行部附近扭曲狭窄，右肾萎缩。血肌酐178.8微摩/升。考虑到左输尿管梗阻，不排除损伤穿孔的可能，并且肾功能不全合并感染，遂急诊行肾穿造瘘。穿刺后患者肾功能改善，接近正常。

因为右肾萎缩功能较差,肾穿造瘘的护理相对困难,所以患者要求尽可能解除左输尿管狭窄,恢复输尿管造瘘插管。

对于这种已经尿流改道的输尿管再狭窄,开放手术狭窄段切除吻合难度极大,顺行或逆行输尿管腔内狭窄扩张是不错的选择,扩张失败的话,维持肾造瘘未尝不可。既然患者有要求,我们可以尝试一下。但是患者的CT显示左肾有一个软组织包块,尽管强化不明显,但肯定不是血肿或常见类型的良性肿瘤。会是肾癌吗?还是转移癌?如果是恶性肿瘤,岂不雪上加霜吗?一面要解除输尿管梗阻,一面要明确肾肿物性质,一面要尽量保护肾功能,一面要面临肾切除的风险,如何诊断,何种术式,怎样入路?要考虑的因素很多:肿瘤晚期患者,经历多次开放(经腹腔和腹膜后)手术,治疗意愿强烈,经济状况拮据……

经过一番讨论,我们做出了以下决定。

首先,行肾穿活检,明确肿物性质。肾肿瘤的性质是下一步治疗方法的前提。如肿物为良性,等待观察,着重解决输尿管狭窄问题;如为恶性,行保肾手术,同时尽量解除输尿管梗阻,如难以解决,则维持肾造瘘。

如果行保肾手术——肾部分切,首选开放经腰切口。

因为，患者有多次手术史，对腹腔镜手术干扰较大；尽管曾行腰切口输尿管皮肤造口，但通常术中不会过度分离肾脏，其局部组织条件会相对较好；再者，方便同时处理肾盂输尿管。

如果保肾手术，也应尽可能恢复输尿管通畅，留置支架管，避免单纯肾造瘘。因为，肾部分切除后一旦继发出血或肾盂内血块填塞、肾造瘘管堵塞或脱落，将没有机会输尿管内置管引流，也很难再次肾穿，那样的话我们将面临极度窘迫。

所以说，不管肿瘤是良性还是恶性，我们都需要把输尿管搞通。以我们现有的技术经验，肾部分切并不困难，难在多次手术后的显露，难在输尿管的处理。

当我们全神贯注研究病情时，多了一个插曲。管床医生汇报说，他发现每次我们查房时，患者的女儿都在有意无意地摆弄手机，似乎在悄悄录音。后来连续几次留意观察，证实家属确实是在录音，尽管我们不知道她的目的。

这一发现足以让医护人员警惕和反感了。手术还没做，患者家属就有这样的举动，似乎预示着不信任和潜在的纠纷，要不要挑明，要不要放弃手术劝退患者呢？复杂的医疗环境下，我们有必要承担风险吗？

得知这一情况后，我第一时间制止了医护人员的骚动。我告诉大家，从法律角度，是保护患者的知情权的，所以是允许患者家属录音录像的。我想，我们也不能仅凭此举就对其采取敌视的态度。相反，我们做我们该做的事，按规章做，规范地做。这才是对患者的负责，也是对自己的保护。我没有向患者家属挑明此事，我们一如既往地查房、交待病情、处理医嘱。

很快，肾穿刺活检的结果出来了，病理证实为肾癌，于是手术根据预定的方案实施。

再次腰切口显露的过程并不顺利，肾穿造瘘前后局部的渗出使肾周粘连的程度超出预期。输尿管周围的粘连更加致密，只能勉强在预留导丝的引导下分出一截厚硬的索条。所幸肾门附近的结构还算清楚。在纠正了输尿管的扭曲后，输尿管支架管顺利置入通过狭窄，同时暂时保留了肾造瘘管。肾部分切在无阻断零缺血的情况下完成。

患者的恢复很满意，也再没有出现家属录音的现象。

对医生而言，技术上的困难需要突破，心理上的防范也不必太过认真，用正确的方法做该做的事就可以了。

二十四、一念之间：内生肾肿瘤的肾部分切

学术活动开会间歇，三院的刘主任给我看了他手机中存储的几张CT片子。患者是一位青年男性，体检时发现左肾肿物，直径大约2厘米。平扫只能看见左肾中部偏外侧肾皮质内隐约一个球形病灶，密度不高，似有包膜，增强扫描强化不明显。肿物完全内生生长，肾表面丝毫没有隆起。如果不是仔细阅片，还真容易忽视这个极不典型的占位病变，我倒是有些佩服三院放射线科的医生，尽管是县级医院，水平还是不错的。既然是占位，肯定不是血管瘤或错构瘤等良性病变，手术切除是首选的治疗方法。刘主任征询我的意见，是否可以请我到他们医院做保留肾单位肾部分切。

肿瘤直径小于2厘米，偶发癌可能大，是保留肾单位肾部分切除的相对适应证，依据我们现有的技术和经验手术方案，首选后腹腔镜肾部分切。肾脏游离、肾动脉阻断、肿瘤切除和创面缝合等环节都不是问题，关键在于，完全内生的肿瘤术中定位完整切除十分困难，往往需要借助术中超声的帮助，否则盲目探查，会导致肾血管阻断

缺血时间过长而致肾功能受损，或者肾实质过多破坏甚至损伤集合系统损伤。可他们医院没有腹腔镜手术术中超声设备，这是一个很严峻的问题。做不做，怎么做？

把患者转过来？带超声机器去？开放手术探查？这几个念头从我的脑海中闪过之后，我还是决定不“辜负”刘主任的信任，出诊手术。这意味着“知难而上”。而解决困难的办法就在于仔细阅片，参考解剖标志准确定位肿瘤。

手术前的几天，只要是有空，我就反复细看存储在手机里的CT片子，功夫不负有心人，结果发现肿瘤还是有迹可循的。肿瘤完全内生，基本位于肾中部，正对肾门，位于肾静脉的下缘；瘤体表面距皮质表面约3毫米，虽然没有隆起，但肾外侧表面有一个浅浅的凹陷，刚好对应着肿瘤的上方。这个肾表面凹陷和肾静脉成了术中肿瘤定位的重要参考。

手术如期进行，分离肾血管，游离肾脏并没有什么难度。当把肾前外侧表面完全暴露出来后，我们欣喜地发现了CT所见的那个浅凹，颜色并没有什么异样，我小心地翻动肾脏，生怕不小心造成包膜损伤，出现血肿或出血而掩盖了浅凹。反复比量了肾静脉和浅凹的位置，最终决定在浅凹的下缘剪开。动脉阻断，计时开始。剪刀下去，皮质裂开，没有见到明显的肿瘤组织，向前向深部扩大切口，吸引器配合着剪刀，尽量保持视野清晰。隐约可见黄色组织，不禁惊喜：难道是错构瘤吗？是的话就可以剜除而不必过多切除肾组织。循着黄色向深部钝性分离，突然发现创面里有一支较粗的静脉，不禁醒悟：分离得太深了，那个黄色是肾窦脂肪啊。我赶紧收手，不由得出了一身冷汗，差点损伤了肾门组织！时间过去了数分钟，我重新整理思路，在最初的切口向肾脏下极方向锐性分离，果然看见不同于肾皮质质地色泽的肿瘤包膜。惊喜之余，我信心倍增，加快速度，完整切除肿瘤。随后的缝合相对简单了很多，尽管如此，全程下来热缺血时间共计为 35 分钟，还算可以接受。

术后回想，我一度心有余悸。似乎自己太过自信，也没给自己太多的后路，只想着腹腔镜下完成。盲切的时候真是危险，一旦大出血，极可能需要肾切除，岂不是大悖初衷。在设备条件越来越改善的今天，盲目自信，出了差池，还是很难交代甚至要吃官司的，真是应该慎之又慎。

二十五、选择与幸运：十二指肠损伤

春节前在门诊接诊了一位老人，姓刘，主诉血尿。老人60多岁，国字脸，大背头，面带红光，衣服笔挺，长者风范，一脸威严，在他两个女儿的陪伴下来诊。

因为是血尿，而且是无痛性反复多次发生，让人直接联想到膀胱肿瘤的可能。果然，门诊超声提示膀胱内有一个巨大的占位病变，需要膀胱镜检详查，然后依据肿瘤的性质和生长程度再决定进一步的治疗方案。应该说，这种是很常见的情况，依据流程，很容易解决。然而进一步检查的结果出乎意料，CT发现，除了膀胱内广泛的肿瘤病变外，老人的右肾上极也有一个直径约5厘米的肿物。是双原发癌？还是转移瘤？不同性质的病变，意味着不同的诊疗策略，这让我们颇费思量。

从CT片上可以看到，肿瘤占据了膀胱左侧壁，呈广基浸润性生长，没有明显的边界，符合肌层浸润性膀胱癌的特点，在膀胱镜检取得病理证实后，膀胱根治性切除是理想的选择。同时，CT所示的肾肿瘤密度不均，有假包膜，不均匀强化，符合原发性肾癌的表现。对于肾癌，除非巨大肿瘤，以目前的技术设备条件，多选择保留肾单位肾部分切除，这样既可以实现根治肿瘤的效果，又能尽可能多地保留患者的肾功能，对于解剖性或功能性独肾以及对侧肾脏有良性疾病对肾功能有潜在影响的患者尤为适用。

老刘平素身体健康，对生活质量的要求也很高，对于血尿这样的“小毛病”已经漠视了很久，不为所动。按照他女儿的说法，他相信自己的健康状况，别说根治手术尿流改道，就是单纯器官切除的手术恐怕都很难接受。患者的理想治疗方法是不开刀，微创切除肿瘤，保留器官，保留正常排尿功能。一面是病情的需要，一面是患者的心理需求，如何解决呢？

两个器官、两种肿瘤、多种治疗方法、不同的手术风险和预后，怎么选择？如何组合？老刘的肾肿瘤位于肾的一极，单发，较大，向内贴近肾窦，有根治切除的指征，但以我们的技术能力也不难完成保肾手术，即腹腔镜下单纯切除肿瘤。但保肾手术围术期的风险和并发症较肾癌根治性切除明显增加，术中需要阻断肾动脉，需要在尽可能短的热缺血时间内完成切除与缝合，否则，即使切除顺利、缝合满意，残肾仍可能因为缺血时间过长而功能受损。此外，肾部分切除术后存在一定程度的继发出血、需要输血甚至介入栓塞治疗的风险。即使是可靠的缝合技术，通常仍建议患者绝对卧床2～4周，以防止不经意间的损伤造成不可控的继发出血。绝对卧床期间，患者的吃喝拉撒都在床上，需要预防下肢深静脉血栓和坠积性肺炎等卧床并发症。

至于膀胱癌根治手术，是泌尿外科最复杂、难度最大、最容易出现并发症的手术之一，以往开放手术动辄出血800～1000毫升，但在微创时代，腹腔镜的应用大大提高了手术的精准度，减少了手术的创伤和失血，对患者是一个福音。然而，膀胱全切之后，患者不可避免地面临尿流改道，目前常用的包括可控的回肠原位新膀胱、回肠膀胱腹壁造口和输尿管皮肤造口等。前者是术中截取一段小肠，去管化做成囊袋充当膀胱，分别与输尿管和尿道吻合，患者术后可以通过原来的尿道排尿，这种术式最接近正常生理，对患者的心理冲击最小；但新膀胱功能与原膀胱不可同日而语，排尿功能并非尽皆满意，各吻合口存在狭窄、反流、梗阻和瘘的可能。后两者不管利用小肠与否，都是在腹壁造口，尿液从腹壁引出，患者术后要永久留置导管或集尿袋，生活质量明显下降，但手术创伤相对较小，并发症较少。

无疑，肾部分切除和原位膀胱是最符合老刘心理需求的术式，理论上讲，在技术上也是可行的。但两者同时实施在一个老年患者身上，其风险和发生并发症的机会就远非1+1=2那么简单了。在限定的时间内分期手术虽然相对安全，但患者要经历两次麻醉和手术打击。

对于分期还是同期手术，做何种术式，患者家属和我们一直在探讨。先期的膀胱肿瘤诊断性电切标本病理为高级别浸润性尿路上皮癌，膀胱颈部受累，这意味着原位膀胱相对禁忌。综合考虑了患者的体质、不同术式的风险和成本，最后我们达成一致：腹腔镜肾癌根治同期膀胱癌根治及输尿管皮肤造口。

同期完成腹腔镜肾癌根治和膀胱癌根治及输尿管皮肤造口手术，我们不乏经验，通常在腹部做5～7个戳孔就能满足操作需要，可以在完全的腹腔镜下完成手术，一般总手术时间3～4小时，出血50～100毫升。

手术按计划进行，经腹腔路径自上而下的顺序先从肾癌根治做起。

在解剖上，右肾内侧毗邻腔静脉和十二指肠，在分离过程中尤需警惕避免损伤。这一点一直是我们腹腔镜肾手术着重强调的事项，但意想不到的事情还是在这里出现了。

手术开始后，我直奔主题，先寻找显露肾门血管。分离过程中，我注意到肾门附近的结构比较致密，我沿着腔静脉的走行方向分离，并且特意定位了一下十二指肠降部，以防损伤。在我确认的十二指肠远端，我用超声刀尝试切断一些疏松结缔组织并在其外侧显露腔静脉，随后因为找不到合适的解剖层面而放弃。当我在其他部位尝试分离的时候，刚进手术间准备在台下旁观的蒋医生提出了疑问："主任，十二指肠破了吗？"蒋医生语出惊人，不由得我将信将疑之中让助手调整镜下视野，找到他的质疑之处。凑近一看，果然，就在刚才锐性分离的位置，拨开疏松的结缔组织，分明见长约0.5厘米的破损处，肠黏膜外翻出来。这个位置，除了十二指肠，不会再有别的肠管。

这是最不愿意遇到的肠管损伤之一！

十二指肠是腹膜间位器官，其大部分在腹膜后走行，相对固定。同时十二指肠作为小肠的起始，包括胆汁、胰液在内的很多具有强腐蚀能力的消化液从此经过。十二指肠破损吻合后很容易因为张力过大而裂开，一旦消化液外溢得不到有效引流，会造成组织严重坏死等连锁反应，常危及生命。所以十二指肠损伤是最令人头疼的肠管损伤。

在确认了损伤之后，丝毫没有迟疑，我的脑海里瞬间闪过一系列应对措施，普外会诊、修补裂口、胃肠引流管减压等。我深知十二指肠损伤的恐怖，但那一刻我竟然出奇地镇定。就像提前设计好了一样，我脱口而出地发布了一系列指令，然后开始镜下修补裂口。

对于肾癌根治术中十二指肠损伤我并不陌生。早在大约10年前，我就亲见腹膜后肾手术后十二指肠瘘的患者，切口深部坏死严重感染而不治。也是大约10年前，我自己在腹膜后肾根治手术中无意中损伤了十二指肠，中转开放请普外医生手术修补，术后肠外营养和空肠营养管鼻饲，提心吊胆了2个多星期，患者康复。

我的镇定不是来源于我上述的经验和经历，相反，在我按部就班地修补之后，内心也是忐忑不安的，患者各种可能的不良转归在我脑子里循环播放。台上会诊，普外医生对于我的肠管修补没有异议，内镜中心迅速到位直视下留置了空肠营养管和胃管，我摒除杂念继续完成了肾根治手术和膀胱癌根治切除，在十二指肠破损修补附近放置了合适的引流管。后来回想，可能这就是所谓的训练有素、处变不惊吧。

当全部手术结束后，紧张、不安、焦躁和忧虑纷纷袭来，理论上所有得当的处置最终要接受时间的检验，希望患者能顺利康复。

下手术台之后，我回顾了失误的原因，与普外医生探讨了相关处置及可能的结果，应该并无大碍。事后思之，我的庆幸多于恐惧。为此，我特意向蒋医生道谢，感谢他不经意的发现和善意的提醒。要知道，能被发现的问题都会得到妥善解决，被忽视的问题才是可怕的杀手。

二十六、不可小觑：合并感染的肾囊肿

下午例行查房，我询问住院医生有没有新入患者。研究生小高汇报说有一位肾囊肿合并感染的患者因腰痛、发热入院。

患者是个身材高挑、面容清秀的女生，23岁，大学四年级在读，既往身体健康。8天前，患者无诱因出现右腰部胀痛，伴发热，体温最高38.5℃，在门诊连续输液抗感染治疗，症状不缓解进而住院。泌尿系超声提示：右肾上极囊肿约11.4厘米×9.7厘米。

小高的研究生课题是有关肾囊肿形态位置学对肾功能影响方面的研究，相关临床数据和文献汇总整理了不少，也算是个肾囊肿的“小专家”。听了他的汇报，我不禁打趣他道：“你确定是肾囊肿吗？你见过几个单纯肾囊肿合并感染的呀？”

之所以这么说，是因为以我从事泌尿外科近20年的工作经历，除了多囊肾、囊性肾癌和外伤性的假性肾囊肿有出现过合并囊内感染，还没有遇到过单纯肾囊肿囊内感染的病例。倒是有不少巨大肾积水初诊时超声检查误诊为肾囊肿的情况。

毕竟，年轻人发生巨大肾囊肿本就罕见，再合并感染就更少见了，所以，我怀疑应该是门诊超声检查有误。对于我的质疑，小高也一脸迷茫，无从解答，赶紧找来患者在门诊做的下腹 CT 加以佐证。我把 CT 片子放在阅片灯前，右肾上极一个巨大的圆形低密度病灶立刻显现在眼前。从外形上看，就是一个囊肿，直径超过 10 厘米，起源于肾脏上极，向上紧贴着肝脏的脏面，因为合并感染，囊内不是很低的水样密度而是略高的混杂密度改变。不同的是，外凸部分的囊壁明显不同于单纯囊肿的光滑线样表现，而是增厚的接近肾实质密度改变。囊肿下方肾组织结构没有肾积水、肾结石，也没有明显的畸形。是什么呢？围绕着肾囊肿，需要做什么鉴别诊断呢？我把问题抛给了住院医生和研究生们，他们莫衷一是。

对于这个影像学表现分明的囊肿，我潜意识里觉得需要把问题考虑得复杂一些。我给出了几个考虑：①肾盏憩室合并感染，肾盏憩室常位于肾上极，多为内生生长，少见巨大外生生长，与肾囊肿不同，肾盏憩室是扩张的肾盏通过细小的孔道与肾盂集合系统相通。②巨大肾积水合并感染，比如肾盂输尿管交界狭窄或重复肾上肾梗阻，肾积水缓慢进展导致肾盂扩张，肾皮质萎缩变薄，形成皮囊肾，超声检查表现为巨大的液性暗区。肾囊肿与肾盏憩室及肾积水在治疗上存在本质的区别，所以务必要诊断清楚。

明确诊断可能需要假以时日，鉴于患者已经抗感染治疗8天却未见好转，当务之急应该想办法尽快缓解症状、控制体温。因此，我告诉住院医生，第一时间安排患者做增强CT和尿路造影，然后超声引导下行右肾囊肿穿刺引流，因为无论病因为何，引流后再手术针对病因治疗都是符合原则的处理措施。

第二天，尿路造影(CTU)结果显示符合肾囊肿改变，没有肾积水和重复肾等尿路畸形。当天下午超声引导肾囊肿穿刺顺利，留置引流管1枚，引出黄色脓液400余毫升。引流后患者发热、腰痛等症状立即好转。随后的几天，每天引流渗液10～15毫升，无发热和腰痛等症状复发。

患者和家属对已有的处理及效果很满意，询问发病的原因、确定的诊断和进一步的治疗方案。其实，这也是我关心的和不敢掉以轻心的。

所有的临床证据似乎都在向着肾囊肿合并感染倾斜，而我却越发地小心起来。总觉得不能就这么简单。因为这种单纯肾囊肿合并化脓性感染的感染途径和诱因实在是匪夷所思。就治疗而言，单纯囊肿直径超过5厘米因为有可能会影响肾功能，具备外科处理指征，合并感染或疑有恶变更需要积极处理。外科干预的方式主要有两种：一是穿刺硬化，即囊肿穿刺，吸净囊液，然后囊内注入无水酒精等硬化剂，使囊壁失去分泌功能，防止复发，适用于年老体弱、手术意愿不强烈或不能耐受手术者；二是腹腔镜微创手术，肾囊肿去顶敞开。相比之下，微创手术残留复发机会更小。

如果这个患者确实是肾囊肿合并感染，经过引流控制和改善症状后，应该二期处理，去除病灶。虽然穿刺硬化是可以选择的手段，但对于巨大的囊肿，由于硬化剂可能作用不完全，穿刺抽吸治疗后的复发率会比较高。而手术去顶及切除病灶更彻底，有利于防止囊肿和感染复发。然而，所有的这些治疗选择都需要建立在肾囊肿的诊断前提下。因为，肾盏憩室误诊为肾囊肿穿刺硬化或去顶减压带来的并发症会很严重。而我顾虑的正是如此。

慎重起见，我让住院医生为患者经肾囊肿引流管注入造影剂延迟摄片，又进行美兰试验。结果证实，肾囊性病变，与集合系统不相通，这才让我放心敲定诊断。

考虑到长期引流给患者带来的不便，以及反复穿刺硬化治疗后复发的不确定性，经过商讨，患者选择肾囊肿腹腔镜手术去顶减压。作为一种常规的初级后腹腔镜手术，尽管有明显的肾周粘连反应，但并没有给分离过程带来太多麻烦。一大块充血水肿增厚的肾囊肿壁被切除，囊腔被彻底敞开，并留置了引流管。手术顺利结束。

术后4天，患者感觉良好，引流管也几乎没有渗出液引出。按常规复查肾CT准备拔除引流管。看到CT结果的瞬间，我的心情一落千丈。片子上，右肾上极一个囊性病变赫然在目，就在原来囊肿的位置，只是小了一半而已。引流管不在囊腔内，而是在囊肿的一侧。毋庸置疑，囊肿残留，怎么办，怎么向患者交代？沮丧、烦躁、气恼……一时间各种情绪纷至沓来。倒不是这种结果后果有多严重，毕竟没有生命危险，囊腔内穿刺或调整引流管位置彻底引流就足够，但简单的手术却出现不理想的效果、不可避免的再处理，总会让人尴尬。

整理一番心情，梳理一下思路，我据实相告，在患者本来期待解脱、近乎喜悦，转而迷惑失望，甚至疑窦丛生的目光下，我分析了囊肿残留可能的原因，以及进一步的治疗方案——囊肿穿刺硬化的风险及预期效果。

应该说，患者还是给予了高度的理解和配合，相比之下，患者更关心一次性彻底解决问题。再穿刺的过程顺利,抽出来约50毫升陈旧血性渗液。为了避免复发,我们留置了引流管,并且反复少量注入硬化剂以确保硬化完全。1周后引流减少拔管,囊肿没有复发。

事后我们对肾囊肿去顶术后残留复发的影响因素做了分析,总结了以下几点。

1. **囊肿的位置** 位于上极的囊肿,在去除顶盖后,残余的基底形成碗底样结构,不利于残留积液积血的引流。

2. **囊肿的生长方式** 肿瘤越是内生生长,基底(也就是先前说的“碗底”)越深。

3. **去顶切除的范围** 顶盖囊肿壁去除不足,会形成“裙边样”改变,遮蔽或缩小囊肿的开口。

4. **术后引流效果** 引流管移位或梗阻直接影响引流效果。

5. **囊壁的分泌功能** 囊肿壁具备分泌和滤过功能,当分泌量超过周边组织的吸收能力,尤其是囊壁炎性组织的渗出会给吸收带来额外负担时,会造成新的囊液蓄留。

6. **囊壁周围组织固定或塌陷程度** 囊肿壁本身较厚或炎症纤维化,形成穹隆样或蛋壳样改变,不利于残留囊肿壁的塌陷,参与构成死腔。

二十七、心动不如行动：肾囊肿继发出血

今天有一台手术，是后腹腔镜肾囊肿去顶减压。严格地说，是多囊肾。患者有多囊肾家族史，虽然年过60，但两个肾还保持着正常的形态，除了左肾上极一个囊肿直径超过6厘米外，其他比较大的囊肿直径也就在2～3厘米并且数量不多。

患者因为左腰部不适来诊，门诊开住院单的时候，我稍微有些犹豫。多囊肾是一种遗传性疾病，随着年龄增长，患者肾脏广泛多发的囊泡样改变逐渐增大，通常在四五十岁时肾囊肿显著增大增多，出现疼痛、出血等症状，同时正常的肾组织受压而功能受损，出现氮质血症或尿毒症。

从CT和抽血检查显示肾脏的形态和肾功能正常来看，这位患者的病情进展并不快，甚至可以称得上幸运，不至于很快进入终末期肾功能不全。为了保护肾功能，一般在疾病进展过程中，可以行多囊肾去顶减压手术缓解囊肿对肾脏的压迫，而这位患者双肾显著增大的囊肿数量不多，最大的一个位于肾上极，似乎对肾功能不构成

威胁。如果不是他一再顾虑腰部的症状,我真打算让他随诊观察。几经考虑,我帮患者做了手术的决定,但我申明了治疗的目的和方法:单纯的肾囊肿去顶,改善腰部不适症状。

患者的身体条件不错,腹腔镜手术几乎没有什么难度。但家属还是有些紧张,术前不遗余力地表达慕名而来和对手术顺利成功的期望。

作为一个典型的教学病例,我指导并配合着住院医生完成了手术。肾周筋膜切开的范围不是很大,但足够显露出肾上极的囊肿。最大的囊肿囊液是清亮的,但囊壁比较厚,基底比较宽,恰恰像一个小碗。谨慎地切掉囊肿顶壁和电灼止血后,顺便把囊肿基底旁几个小囊泡切开,其中一两个的囊液已经是稠厚的陈旧血性。按照常规,我们放置了一根引流管于囊肿残腔,手术顺利结束。

第二天早晨查房,听值班医生汇报,前半夜患者的腹膜后引流为100多毫升淡血性液,但半夜患者翻身后突然出现腰部剧痛,随后引流管引出约200毫升鲜红的血性液。经过对症处理,各方面情况都稳定,引流没有增加。我查看了一下引流袋,早晨刚换过的袋子有少许暗红的引流液,管子里的液体已经层析出血浆的改变,看样子没有活动出血。

接下来的两三天，患者没有发热、没有腰痛，管子里的引流液也寥寥无几，一切都向着康复顺利发展。拔除引流管前，我们常规复查CT，结果却令我的情绪一落千丈。

CT片上，在原来大囊肿的位置赫然出现了一个血肿，而且大小较术前有过之而无不及，引流管偏离在血肿背侧，没有发挥应有的作用。懊恼、疑惑、焦急和不安，各种心情一股脑地涌上来。本来一个很简单的手术，偏偏不但没有解决问题，还产生了新的麻烦。血肿尽管比较大，但已经局限，没有活动出血的征象，而且没有明显的症状，也没有生命危险，但显然不能坐视不管，因为直径6～7厘米的血肿很难吸收干净，在包裹局限机化过程中不仅容易诱发感染，还可能对肾脏产生纤维束缚和压迫，使原本脆弱的多囊肾雪上加霜。

我和治疗组的医生回顾手术的经过和术后的表现，分析血肿的成因。首先，囊肿巨大，位于上极，去顶后，留下一个小碗一样的残腔，利于液体存留；其次，囊肿壁较厚，去顶后边缘弹性回缩，继发出血；第三，多囊肾本身就有自发出血倾向；第四，引流管移位以及肾周筋膜敞开不充分，形成穹隆样结构，肾周脂肪组织不能有效回填肾囊肿残腔；第五，夜间突发疼痛，是短时间大量出血，形成血块，堵塞导管。为此，我决定趁血肿没有机化之前，超声引导穿刺调整引流管，促进血肿或积血排出。住院医生有些疑虑，担心血肿清除后继发出血，我则担心血块不那么容易被引出来。

事实再次证实了我的判断。超声下，血肿赫然在目，估算体积至少 150 毫升，穿刺顺利，但只抽出几毫升的陈旧血，即使经过反复的注水冲洗及回抽，引出的血块和积液也寥寥无几。三天后复查 CT，除了内部有几个小的透亮区，血肿基本没有变化，需要更彻底的引流——二次手术。

家属对此还是理解的，这让我心情放松了许多，可以专心研究采取最经济、最直接、最微创的方法。

常规的方法是开刀，小切口进入腹膜后腔，用手指或吸引器清理血肿。因为患者刚做过后腹腔镜手术，从腋后线肋缘下原 Trocar 切口可以直接接近血肿。我在想利用这个切口，伸入腹腔镜或电切镜，用吸引器吸走黏附的凝血块，用电切镜彻底止血。住院医生普遍缺少开放手术和这种非常规的二次手术的经验，担心血肿清除不完全和难以控制的出血，以及电切镜操作的可行性。我的回答是：实践出真知。

麻醉完善，消毒准备之后，我将背部 Trocar 切口的缝线拆除两针，用手指钝性向血肿方向探查，很容易地触到豆渣样的血肿，然后伸入吸引器，一边注水冲洗一边调整负压，抽吸血块。在手指不能触及的范围，因为血肿壁也就是肾周筋膜组织没有塌陷，腔隙明显，不需要气腹也可以看得清楚，我干脆用腹腔镜直视冲洗。这也证实了血肿的成因和清理的必要性。清理血块之后，利用腹腔镜监视，我贴着镜子插入电凝钩，将囊肿壁和创缘做了仔细的止血。为了促进肾周组织贴附塌陷，我在囊腔内留置了两根引流管，分别连接负压装置，还可以做对口冲洗，防止血块堵塞。三天之后，患者再次CT复查，血肿腔完全消失，我终于松了口气。

这个病例给我们带来的警醒和启发：一是简单的常规操作不一定都有常规的结果；二是灵活变通的处置建立在对常规的遵循和理解之上。

二十八、不堪重负：巨大多囊肾切除

周末，我接到一个电话，电话那头的女人问我还记不记得她的丈夫老关，是我的一个老病号。不需要太多时间回忆，我就想起了患者的名字和病情。那是一个成人型多囊肾的病例，最早接诊是五六年前的事，患者因为多囊肾合并出血和感染前后住了三次院，都是保守治疗。算起来已经有一两年没有他的消息了，这次恐怕又是因为同样的症状要来住院吧。

电话那头老关妻子的声音充满焦急和无助，说老关已经血液透析1年多了，最近去北京检查，想做肾移植手术，但是北京的专家告诉她，因为多囊肾病变巨大，在换肾前需要行肾切除。病情的复杂和手术的难度让夫妻俩一筹莫展，最终求助于我这个曾跟他们打过数次交道的“前主治医”。

多囊肾是一种遗传性疾病，是引起肾衰竭的重要病因。有数据统计，多囊肾患者占全部血液透析患者的7%～15%。此类患者都有家族病史，常合并多囊肝、多囊脾等器官畸形。患者一般在30～50岁被确诊，具体的症状表现包括:血尿、腰肋部疼痛、腹部包块、胃肠道症状和高血压等。随着年龄的增长,患者双侧肾囊肿广泛生长,小到几毫米,大到数厘米,囊肿层出不穷,最终破坏了正常肾单位,从而导致肾功能不全。到目前为止,针对多囊肾还没有根治性的治疗手段,即使是肾囊肿抽吸或去顶术,也仅能短暂缓解症状,患者最终不得不接受透析治疗或肾移植。

在发病的最初几年,老关曾经做过几次肾囊肿穿刺抽吸,从两个肾脏的若干个囊肿中抽出800~1000毫升囊液,这尽管在一定程度上缓解了疼痛,但对于肾功能的改善仍然微不足道。这两年,老关的肾脏越来越大,因为巨大肾脏对肠管的挤压和肾功能不全引起的胃肠道反应,身体不堪重负、日渐消瘦。

我约老关来诊室,第一眼就认出了这个面色晦暗的老病号,骨瘦如柴的他有一个跟身材极不相称的“便便大腹”,连肚脐都被撑鼓了起来。薄薄的肚皮之下,从肋缘到盆腔都能摸到硬硬的浑然一体的包块。好大的肾啊!

为了后续的肾移植手术,也为了减轻多囊肾对内脏挤压带来的负担,老关鼓足勇气选择了肾切除手术。不得不说,巨大多囊肾切除是非常具有挑战性的。老实讲,这是我从医多年来亲历的第一例多囊肾肾切除,即使是在更高等级的医院，同类手术的实际经验也不是很多。通常，多囊肾终末期肾移植前是不需要预先行肾切除手术的，因为移植肾是放在髂窝，与原有的肾脏不发生冲突。但如果多囊肾反复出血、感染，或者肾脏巨大产生明显的占位效应，则具有切除指征。只不过，此时由于患者已经处于尿毒症阶段，长期透析，全身情况较差，有出血倾向，再加上反复出血感染的多囊肾可能与周边组织粘连较重，手术操作本身和围术期管理都将面临诸多困难和风险。我曾有过尿毒症透析患者肾肿瘤手术根治的经历，知道围术期妥善的透析准备和术中麻醉医生的配合是手术成败的一个关键。我对我们的内科团队和麻醉团队的能力并不担心。从降低手术风险的角度，我决定先切除体积较大的右侧肾脏，但面对眼前 CT 片上这个足有 30 多厘米长的巨大多囊肾（图 1），我还是禁不住前思后想，盘算如何在术中满意地显露和控制肾蒂血管，以及如何避免周围脏器损伤。有经验的医生都知道，越是大的肾肿物根治切除，越可能损伤周边脏器，如肝、脾和十二指肠等，尽管这种情况下的术中副损伤无可厚非，但我还是希望有个完美的过程和结果。

在我思忖沉吟的过程中，老关夫妇一直满怀期待地注视着我。等我说出诸多顾虑和风险后，他们毫不迟疑

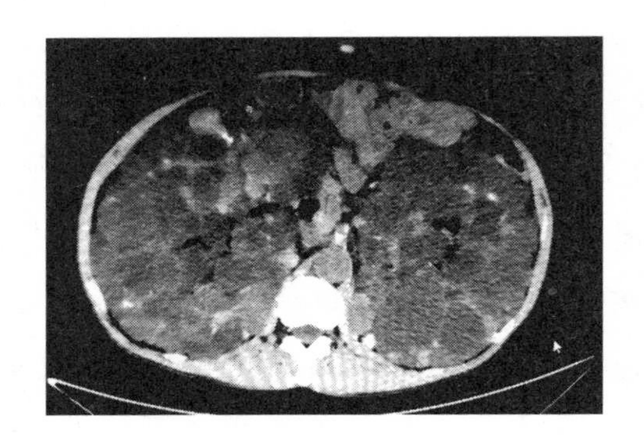

图1　双侧多囊肾CT片

地选择接受手术，看得出来，在前来求诊之前，他们已经对手术的相关情节有了很深入的了解。他俩充满信赖的一句话“杨大夫，都交给你啦”着实鼓励了我。

俗话说不打无准备的仗，对于这种复杂困难的病例，我们丝毫不敢掉以轻心，各种不利因素都要提前考虑周全并做出预案。安排老关住院后的第一件事就是联系血液透析。透析中心的老师很有经验，根据我们拟定的手术时间进行了常规血液透析和无肝素处理，后者有利于减少术中和术后创面渗血。然后就是联系麻醉医生和重症监护医生，患者在整个围术期的生命体征和内环境稳定就全仰仗他们了。

手术选择腹腔入路，经腹直肌切口，这样不仅有利于在必要时适当延伸切口以方便显露，也可以减少术后切口疝的发生。躺在手术台上，患者隆起的肚腹不亚于等待剖腹产的孕妇，菲薄的腹壁被切开后，满布大大小小或黄或黑（囊内有出血）囊泡的肾脏就像一大串密密匝匝的葡萄即刻映入眼帘，如果不是刻意的提示，谁会想到正常时蚕豆形状比拳头大一些的肾脏会变得如此面目全非。

显露在切口表面的还只是冰山一角，随着我们细致分离肠管和松解肾周围的筋膜组织，严重变形的多囊肾渐露峥嵘。幸运的是，肾周围的粘连不是很严重，尽管如此，肾门血管的显露也颇费周章。我们秉持着循序渐进、由简入繁的原则，顺着腔静脉上行，依次分离输尿管、肾静脉和肾动脉，在有限的缝隙中抽丝剥茧，分别结扎切断。处理了肾蒂血管之后，手术台上的气氛轻松了许多。下面的工作就是贴着肾表面分离松解粘连带。在靠近肝脏的肾上极附近，我们再次放慢节奏，仔细地离断肝肾之间的韧带和结缔组织，确保肝脏的包膜没有撕裂。随着右肾下极再次被翘起并扳出切口，肾上腺附近最后一丝粘连带被切断，整个右肾就像一个布满水泡的怪胎从切口娩出。回顾手术过程，术区没有大的出血，患者生命体征平稳。术后标本称重，这个沉甸甸的大家伙足有 7 千克（图 2）。

术后第二天，患者恢复了血液透析，看着骤然瘪下去

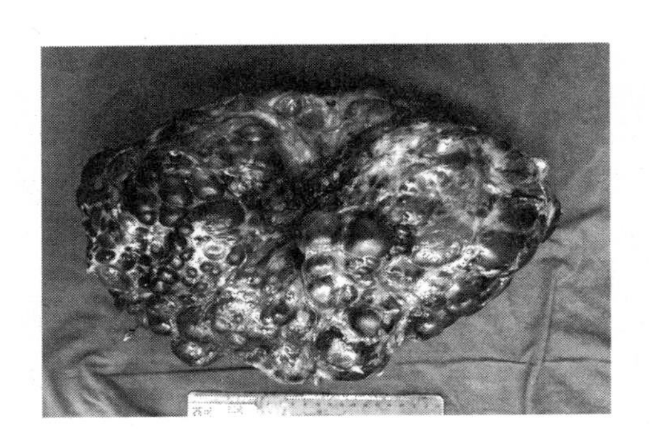

图 2　手术切除的右侧多囊肾

的肚子和日见康复的老关，他的妻子由衷地高兴，并感谢我们给了老关又一次生命。

回顾这个病例，真是蛮考验人的。一方面，手术对术者的操作技术要求很高，精雕细琢不容有失；另一方面，手术、护理、麻醉、透析和 ICU 等团队的协调配合才是真正的制胜法宝。

二十九、成长的烦恼：微创和继发出血

今天，我在门诊看了一个膀胱结石的患者。患者是一位从周边县区过来的老人，尿频、尿急和排尿困难等前列腺增生的症状非常典型。当地医院的泌尿系超声提示，患者膀胱内有一块直径大约2厘米的结石。老人的病情并不复杂，虽然有肺部疾病一直保守治疗，但肺功能还不错，也没有其他心脑血管合并症，出于各种考虑，最终还是选择到“大医院”做手术。

前列腺增生是引起老年男性膀胱出口梗阻最常见的病因，也是通常所说的一种常见的老年病。它随着年龄的增长而发病率增高，随着腺体的增大，老年男性会面临不同程度的下尿路症状，包括尿频、尿急、排尿费力、尿不尽、夜尿增多，甚至尿失禁等。除了排尿障碍，前列腺增生还会引起很多并发症，比如，长期的尿液在膀胱内潴留或排出不畅，会诱发形成膀胱结石和反复的尿路感染；长期的用力排尿增加腹压，会促进腹股沟疝或痔的形成；此外，膀胱内的高压会造成膀胱憩室和输尿管反流，严重时还会导致肾积水和肾功能不全。总之，当出现并发症时，增生的前列腺作为病根，需要与并发症一同处理，才能标本兼治。

前列腺增生合并膀胱结石的病例不在少数，同期手术不失为一个好的选择，术式无外乎开放或者微创。在目前的微创诊疗时代，患者和医生都愿意也有能力采取微创治疗的方法。对于这个病例，我们采取了经尿道钬激光碎石联合经尿道前列腺电切。

经尿道碎石手术属于二级手术（手术级别有一至四级，技术难度逐渐增高），先由我的助手完成。

别小看了膀胱结石，由于受结石的体量和硬度的影响，很多膀胱结石病例在经尿道微创处理时是颇为耗时耗力的。以这位患者的结石为例，直径约2厘米，体积偏大，表面光滑再加上质地坚硬，普通的机械碎石钳咬合不住，不能夹碎；钬激光打在结石表面，就像敲在金属上，刚开始只能留下一个斑点痕迹，而后勉强能在结石上钻一个直径2～3毫米的小眼，而不能像大多数结石那样，出现龟裂和碎解。如此一来，忙活了半天，结石被打得千疮百孔，还是顽强地保持完整。折腾了一个多小时，终于把结石打成若干小块，又借助碎石钳的力量钳夹成碎屑，最终冲洗出来。如此这般反复地从尿道进出器械，即使我们小心谨慎，也难免对膀胱和尿道黏膜造成了一定的损伤。

类似的微创手术其实是令我非常纠结的。关于微创的定义和意义也是我们临床医生经常探讨和十分关注的话题。

早在开展经尿道手术和腹腔镜手术之初，我们就一直在权衡传统开放手术和微创手术的利弊。从切口的大小和损伤的程度看，开放手术毋庸置疑将被利用人体自然腔道或人造细小孔道的微创手术所取代，毕竟切口小意味着局部损伤轻，更容易被患者接受。当然，腔镜手术借助显示器的放大作用，术者对术野的了解更全面、更清晰，操作更细致、更精准，所以手术创伤也随之降低。但是另一方面，手术的创伤并不仅仅是来于创口本身。手术过程中，麻醉应激、失血失液以及药物作用都会对循环系统、呼吸系统、神经系统等带来危害和潜在的创伤。简单地说，手术麻醉时间越长，患者经历的隐形损害就越严重。

在泌尿外科，前列腺增生的患者都是老年人，或多或少都有器官功能的减退或合并内科疾病，微创手术是这些老年患者的福音。同时，如何利用微创技术缩短手术时间，减小手术创伤，达到真正的微创效果，也是我们孜孜以求不断考量的内容。因此，对于这种巨大膀胱结石患者，是否一定要追求经尿道手术，还是值得商榷的。小切口膀胱切开取石，刀口大约2厘米，手术时间半小时，局麻下即可完成，也不失为一个选择。

此外，微创手术也应该注重周边脏器和功能的保护。还是以经尿道手术为例，经尿道前列腺电切已经取代了开放手术，成为前列腺增生手术治疗的金标准。对于某些前尿道相对狭窄的患者，在进行电切手术时，常规的电切镜很难插入尿道，勉强插入会造成尿道黏膜的撕裂或剥脱。如此，虽然前列腺电切手术过程顺利堪称完美，但由于尿道黏膜极其脆弱并容易增殖，术后可出现顽固性前尿道狭窄，患者可能要经历反复尿道扩张或多次手术的痛苦也无济于事。

所以，微创是一种治疗手段，也是治疗目的，在解决疾病的同时保护机体功能，才是最佳的微创手术。

碎石之后的前列腺手术是我们擅长的经尿道等离子前列腺剜除。腺体中等偏大，但没有太大的难度，一个多小时之后，手术顺利结束。在清除了膀胱里的组织块和结石碎屑并且确认没有明显的活动性出血之后，留置导尿，手术结束。

通常，在前列腺电切术后，会常规留置三腔气囊导尿管，导尿管气囊内注水30～60毫升，膨大的气囊挂在尿道内口起到固定导尿管的作用；必要时，通过牵拉导尿管，使气囊加压于膀胱颈口，起到压迫止血的作用。患者回到病房后最初的六七个小时，状态非常平稳，膀胱缓慢持续冲洗时导尿管的引出液颜色呈淡淡的血性，这代表没有明显的出血，看起来应该会度过一个“平安夜”。然而，到了晚间交班的时候，患者导尿管持续冲洗的引出液红色逐渐加深，原本淡得近乎透亮的引出液颜色逐渐变得厚重。考虑到可能存在创面渗血情况，值班医生加快了冲洗液的流速，也调整了导尿管的气囊容量，并且适当增加了牵引力。经过若干调整，导尿管引出的冲洗液红色一度减轻，但仍然时有加深。类似情况称为术后继发出血，在前列腺摘除或电切术后早期并不少见，是主要并发症之一。对于出血程度轻的，一般先采取保守治疗，包括应用镇静止血药物、调整导尿管气囊容积和位置、调整冲洗速度和补液等，多可见效；对于出血严重者，常需要二次手术止血。

保守治疗措施对这位患者收效甚微，连续观察几个小时，冲洗引出液的红色时轻时重，而且在引流管中不时地可以看到搏动性色泽鲜红的血线随着浑红的引出液排出，我们注意到，集尿器里已经有血块形成。这说明，这段时间的出血量不少。

我们频繁地调整导尿管、膀胱冲洗以及追加医嘱，冲洗引流没有太大的起色。急查血常规提示，患者的血红蛋白较术前有了大幅度下降，输血在所难免。尽管患者的生命体征尚平稳，但不安和焦躁的情绪慢慢在患者家属和医护人员心中滋生起来。接下来的几个小时，输血超过1000毫升，但血红蛋白不足7克/升，并且冲洗液颜色持续鲜红，患者频繁膀胱痉挛，愈发烦躁不安。一切迹象表明，手术创面存在活动出血，保守治疗无效，需要二次手术止血。

术后早期，由于某些突发情况或并发症而需要再次手术，从医疗管理角度上称为非计划手术，私底下，我们医生称之为“二进宫”。不管怎样，刚做完手术没多久又要接受二次手术，都很容易让人联想到前次手术失败和技术存在瑕疵等。患者要多花一次钱，要遭“二茬罪”，对于再手术的风险和效果的种种质疑，让医生和患者都很难面对。

根据我个人的经验，绝大多数“二进宫”急诊手术，解决的都是性命攸关的问题，效果是显著的，但大多数情况下，医生既不情愿也很难做出“二进宫”的决定。对于从旁观者角度看来很明显具备二次手术指征的情况，主刀医生反而会犹豫不决。这种顾虑更多是来自于向患者

“如何交代”的压力。然而，优秀的外科医生所具备的基本素质就是担当，在疾病和问题面前不能文过饰非，把握时机采取合理的外科干预是对患者最大的负责。

值得庆幸的是，这位患者及家属尽管对再手术风险不无忧虑，但对我们的举措完全理解和配合，完善准备之后，我们急诊上台，经尿道膀胱内血块清除，电凝止血。再次手术的操作并不复杂，全麻，截石位，先用拔血器（外形像有拉杆的金属短笛）从尿道置入膀胱，利用负压作用，抽吸出膀胱内的积血块，然后置入电切镜，在原来的手术创面仔细寻找出血点并反复电凝，确保不再出血。一直到术终，留置导尿缓慢膀胱冲洗，持续观察半小时冲洗引出液保持清亮，我们也如释重负。经过一番折腾，再次从麻醉中苏醒过来的患者有些憔悴，但手术部位不再出血，各项生命体征维持稳定，眼见着一天天恢复，患者和家属的脸上也露出笑容。

然而好景不长，二次手术 72 小时之后，患者的导尿管中突然再次引出鲜红色的血尿，这是典型的继发出血表现，经过一番保守治疗处理，血尿不见好转反而有愈演愈烈之势。难不成再做一次手术？真是屋漏偏逢连夜雨！患者已经经历了两次麻醉手术，也经历了大量出血，虽然此次出血量没有前一次多，但这种打击对患者无疑是雪上加霜，他的体力储备很难经得起再一次大的创伤和应激。看着患者逐渐萎靡的状态和家属阴郁狐疑的目光，我们一边飞快地回忆既往手术的细节，盘点是否存在疏忽和漏洞，一边梳理所有可能的出血原因，筛检止血方法和抢救预案。无论如何，确保患者的安全是第一位的；其次，尽可能微创。在给予足够的支持治疗同时，我们联系了介入科，第一时间局麻下施行髂内动脉造影介入栓塞术。通过血管造影，发现了前列腺部位动脉搏动性出血点，定位并栓塞了髂内动脉供应前列腺的一个细小分支。介入手术后，止血效果立竿见影。此后患者血尿消失，如愿恢复。

对于这个患者，从第一次电切手术，到二次止血手术，到三次介入手术，在决策和执行过程中，我都有意让年轻的主治医生自己拿主意。事后我们交流时，他不禁感慨，整个过程的技术环节应该是没有问题的，难的是在出现并发症时，既要与患者和家属进行理性的沟通，又要适时地做出合理的医疗决策。我想这就是成长的烦恼吧，这是一名外科医生成长的必经之路。

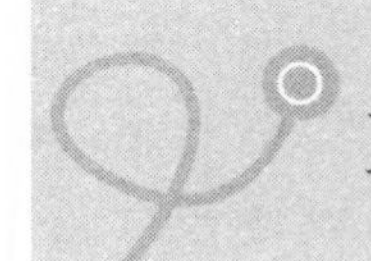

三十、去伪存真：气肿性肾盂肾炎

今年，我参加了三次工伤评定，巧合的是，每次都遇到同一个颇具争议的复杂病例。

患者2015年因公受伤，当时诊断四肢多发骨折、全身多处软组织损伤、血气胸、肋骨骨折、下肢深静脉血栓、脓毒血症、感染性休克等。从厚厚的病历记录看，患者可谓遍体鳞伤、九死一生。幸运的是，经过抢救，患者顺利康复，没有留下明显的残疾或后遗症。最初的工伤认定已经明确，患者并无异议。2016年，患者被确诊为糖尿病。2017年年初，患者突发右腰部疼痛和发热，于本地某市级医院就诊。当时的彩超提示：右肾增大，右肾积水，右输尿管结石。入院以后，患者的全身感染征象越发严重，高热，腰痛，血白细胞升高，CT提示右肾体积明显增大，内有不规则气体样低密度区。医生考虑患者存在右肾严重感染，急诊施行了右肾切除术。从术后大体标本的照片看，符合脓肾和局部坏死表现。病程记录和出院小结中记录着术后诊断和出院诊断：迟发性肾破裂合并感染。患者很自然地联想到2年前的外伤史，于是要求工伤鉴定既往外伤与如今肾切除的因果关系。

看完患者的鉴定申请,我仔细地翻阅了一遍摞在桌面上足有半尺高的历次住院就诊资料,慢慢地发现了一丝端倪。

首先,让我们来回顾一下肾损伤。肾损伤常是严重多发性损伤的一部分,原因包括交通事故、剧烈的竞技运动和暴力伤害等。临床上最多见的为闭合性肾损伤,也就是说体表组织完整,没有伤口与肾损伤部位相通。根据损伤的程度,肾损伤可以分为以下几种病理类型:肾挫伤、肾部分裂伤、肾全层裂伤和肾蒂损伤。前三种情况由轻到重,在CT等影像学检查时分别表现为肾表面瘀斑、包膜下血肿、肾皮质断裂不连续、肾内及肾周血肿等。在我的记忆中,教科书或者医学文献中并没有“迟发性肾破裂”这个概念,而不论什么程度的肾破裂,临床或影像学上都会有不同程度的肾出血表现。仔细查看患者第一次受伤住院的资料,当时既没有血尿,CT和彩超检查也没有任何肾脏破损的提示。如此看来,患者2017年住院诊断的迟发性肾破裂就不仅是值得商榷的了。

那么到底应该是什么诊断呢?其实,看到CT片子的第一眼,我就确定,这是一个典型的气肿性肾盂肾炎(图3)。气肿性肾盂肾炎是累及肾实质及肾周的急性坏死性产气性感染，致病菌多为大肠埃希菌、肺炎克雷伯菌等产气细菌，好发于糖尿病患者。肾实质、肾集合系统以及肾周围组织积气是显著特征，由于局部气体的高压，毒素和细菌大量进入循环系统，很容易进展为全身脓毒血症，因此病情凶险。

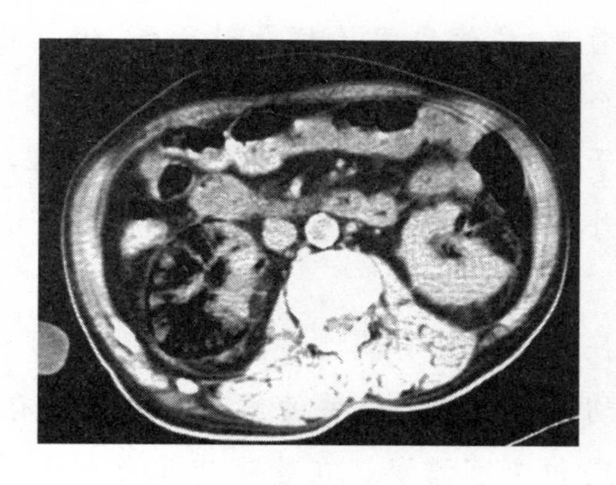

图3　气肿性肾盂肾炎CT片

如果是普通的疑难病例会诊讨论，我会毫不迟疑地说出我的看法。然而，牵涉到工伤等级评定，我更加慎重起来，因为简单的是非问题后面掺杂着各种补偿补助等利益关系。

我估计接诊医生给出迟发性肾破裂诊断有几个原因：第一，CT显示的肾脏改变被医生误读。毕竟，气肿性肾盂肾炎是一种罕见的特殊感染性疾病，缺乏经验的影像学医生和泌尿外科医生很可能为之迷惑。第二，临床医生被病史误导。从患者的角度，详尽的既往病史，包括外伤手术史，是建立准确诊断和治疗的基础。在这个病例，患者2年前的外伤史很可能被过度渲染，加之医生对此疾病的模糊认识，就给出了这么一个似是而非的结论。

在我看来，尽管手术治疗及时无误，但就诊断而言，无疑是一个失败的案例。相反，对于患者来说，在某种程度上却乐于接受，因为按照工伤伤残鉴定标准，如果肾切除与既往外伤存在因果关系，那么患者的伤残等级会高出许多。

我的任务是去伪存真。我推翻了原始的疾病诊断，做出了肾切除与外伤史无关的结论。这也就有了其后两次的再鉴定和专家评议。在鉴定申请的过程中，我能感觉到患者的疑问甚至不满，我也感慨首诊医生的诊断带来了这些麻烦，而解决这些麻烦也正是我们工作的价值。